广州中医药大学特色创新教材

周易及中医易学基础

主编　丁邦晗　徐慧聪

科学出版社

北京

内 容 简 介

　　本书以讲解基础知识为主，既系统规范，又简明扼要，用现代通俗易懂的语言诠释六十四卦，并探讨了易学、《周易》与中医学的关系及与中医相关的易学基础知识等。学习本书旨在让读者了解《周易》中到底讲述了什么，其与"中医学"有着什么样的关系。本书的编写力求执简驭繁，尽量少引述各家注述，以免造成歧义，反不利于初学者的启蒙。

　　本书可作为中医院校开设《周易》选修课的教材，也可作为中医学子了解古代科学文化及思维模式的简易读本，还可作为对中国传统文化有兴趣者学习《周易》的入门书籍。

图书在版编目（CIP）数据

　　周易及中医易学基础 / 丁邦晗，徐慧聪主编. —北京：科学出版社，2022.4
　　ISBN 978-7-03-069653-3

　　Ⅰ. ①周… Ⅱ. ①丁… ②徐… Ⅲ. ①中国医药学 ②《周易》–研究
Ⅳ. ①R2 ②B221.5

　　中国版本图书馆 CIP 数据核字（2021）第 177414 号

责任编辑：郭海燕　白会想 / 责任校对：申晓焕
责任印制：苏铁锁 / 封面设计：蓝正设计

科学出版社出版
北京东黄城根北街 16 号
邮政编码：100717
http://www.sciencep.com

北京凌奇印刷有限责任公司印刷
科学出版社发行　各地新华书店经销
*
2022 年 4 月第 一 版　开本：787×1092　1/16
2022 年 4 月第一次印刷　印张：13 1/2
字数：347 000
POD定价：58.00元
（如有印装质量问题，我社负责调换）

本书编委会

主　编　丁邦晗　徐慧聪

副主编　邓屹琪　李　芳

编　委（按姓氏笔画排序）

丁邦晗　王进忠　邓屹琪　叶　烨

李　芳　李志尚　郑丹文　徐慧聪

陶兰亭　戴洁琛

制　图　徐慧梅

前　言

　　《周易》又称《易经》，是中国古代最经典的文献之一，被誉为"群经之首""大道之源"。《周易》之所以有如此美誉，是因为其内涵丰富，对中国三千多年来的政治、经济、文化等各个领域都产生了极其深刻的影响，其中也包括中医学在内。

　　学习中医的人对传统文化有着天然的热爱，会不自觉地追本求源，不仅在《黄帝内经》等古文献中寻找中医学的灵魂，更想从中医文化的源头探寻中医学的"基因"。也正因此我们才开始学习《周易》。

　　孙思邈曾言，"不知《易》，不足以言太医"。但自古以来，从医者众，知《易》者少。究其原因，皆因《周易》成书年代久远，文字本意与现代有差异，更因其古文表达方式，文虽简，识却难。历朝历代注释《周易》的读本汗牛充栋，但仍存在古今之文难以通达的问题；现代著述亦丰，但多借用前人论述，文义差别较大，前后文本内在逻辑存在差异，让读者难知所云。

　　在学习过程中，从中医人的角度理解《周易》，回归古人生存和应用《周易》的环境来认识《周易》所讲述的事与情，从孔孟之道来理解《易传》的内涵。这些方法让我们仿佛找到了学习《周易》的入口，也顺着这道门思考中医学与《周易》的内在联系。

　　本书作者均是先后在广东省中医院急诊科工作的同事，都是学习中医、使用中医药和现代急救技术救治急危重症的临床医生。在学习中医和《周易》的过程中发现需要一本简易的教材，让初学者尤其是无基础的自学者能够通过学习这本教材大致了解《周易》中到底讲述了什么，其与中医学有着什么样的关系，这本教材可以作为对《周易》进行深入研究的入门资料。

　　在编写这本教材之前，自 2018 年始的三年时间，在广州中医药大学教务处的支持下，我和徐慧聪医生面向本科阶段的学生开设了周易选读这门选修课，受到好评，这鼓舞了我们要编写一本可供没有易学基础的中医学子使用的教材。

　　经过一年多的时间，我们完成了此书的编写。第一篇为易学基础知识，第二篇为《周易》原文释译，第三篇为中医易学基础。第二篇内容为主干，对《周易》原经文用现代文进行译注，对少量难懂的字词进行了注解。由于《周易》原经文十分简练，字虽少，意难会。如《乾卦》，主要讲君子一生应该如何作为，但其卦辞极为简要，只有"元亨利贞"四个字，其各爻爻辞也简洁，很难理解。有感于此，在编写的过程中，我们也力求执简驭繁，尽量少引述古代大家的注述，以免造成歧义，这样反不利于初学者的"启蒙"。

"富有之谓大业，日新之谓盛德，生生之谓易。"我们的知识并不富有，但有一颗向中医学子传播传统文化的心；只有更多的初学者热爱《周易》等传统文化，《周易》等传统文化才能变得"易学易用"。

心虽富有，无奈我等自身修为有限，难免错谬，敬请大家海涵与批正。

最后，衷心感谢广州中医药大学学术出版基金立项支持！衷心感谢科学出版社！

丁邦晗

辛丑年庚寅月于广州

目 录

前言

第一篇　易学基础知识 / 1

　第一章　《周易》概述 / 3

　第二章　易图与易学名词 / 10

第二篇　《周易》原文释译 / 19

　第三章　上经 / 21

　　第一卦　乾卦 / 21

　　第二卦　坤卦 / 31

　　第三卦　屯卦 / 35

　　第四卦　蒙卦 / 38

　　第五卦　需卦 / 40

　　第六卦　讼卦 / 43

　　第七卦　师卦 / 45

　　第八卦　比卦 / 47

　　第九卦　小畜卦 / 50

　　第十卦　履卦 / 52

　　第十一卦　泰卦 / 54

　　第十二卦　否卦 / 57

　　第十三卦　同人 / 59

　　第十四卦　大有 / 61

　　第十五卦　谦卦 / 64

　　第十六卦　豫卦 / 66

　　第十七卦　随卦 / 69

　　第十八卦　蛊卦 / 71

　　第十九卦　临卦 / 73

第 二 十 卦　观卦 / 76

第二十一卦　噬嗑卦 / 78

第二十二卦　贲卦 / 80

第二十三卦　剥卦 / 83

第二十四卦　复卦 / 85

第二十五卦　无妄卦 / 87

第二十六卦　大畜卦 / 90

第二十七卦　颐卦 / 92

第二十八卦　大过卦 / 94

第二十九卦　坎卦 / 96

第 三 十 卦　离卦 / 98

第四章　下经 / 101

第三十一卦　咸卦 / 101

第三十二卦　恒卦 / 103

第三十三卦　遁卦 / 105

第三十四卦　大壮卦 / 107

第三十五卦　晋卦 / 110

第三十六卦　明夷卦 / 112

第三十七卦　家人卦 / 114

第三十八卦　睽卦 / 116

第三十九卦　蹇卦 / 119

第 四 十 卦　解卦 / 121

第四十一卦　损卦 / 123

第四十二卦　益卦 / 126

第四十三卦　夬卦 / 128

第四十四卦　姤卦 / 130

第四十五卦　萃卦 / 132

第四十六卦　升卦 / 135

第四十七卦　困卦 / 136

第四十八卦　井卦 / 138

第四十九卦　革卦 / 141

第 五 十 卦　鼎卦 / 143

第五十一卦　震卦 / 145

第五十二卦　艮卦 / 147

第五十三卦　渐卦 / 149

第五十四卦　归妹卦 / 151

第五十五卦　丰卦 / 153

第五十六卦　旅卦 / 156

第五十七卦　巽卦 / 158

第五十八卦　兑卦 / 160

第五十九卦　涣卦 / 162

第 六 十 卦　节卦 / 164

第六十一卦　中孚卦 / 166

第六十二卦　小过卦 / 168

第六十三卦　既济卦 / 171

第六十四卦　未济卦 / 173

第三篇　中医易学基础 / 177

第五章　易学与中医学的关系 / 179

第六章　中医相关易学基础知识 / 186

主要参考文献 / 199

附录 / 200

后记 / 206

第一篇

易学基础知识

第一章 《周易》概述

《周易》是中国传统文化的根源，是古代中华民族思想、智慧的结晶，被誉为"大道之源""群经之首"，儒家、道家，以及诸子百家之说都渊源于《周易》。《周易》包含的内容极其丰富，对中国三千年来的政治、经济、文化等各个领域都产生了极其深刻的影响。正如《四库提要》所说："《易》道广大，无所不包，旁及天文、地理、乐律、兵法、韵学、算术，以逮方外之炉火，皆可援《易》以为说。"显而易见，《周易》是中华民族公认的传统文化的奠基石和源头活水。《周易》对中医学也有很多影响。明代杰出医学家张景岳在《医易义》中说得好："医易相通，理无二致""易具医之理，医得易之用""医不可以无易，易不可以无医"。

一、《周易》命名之义

历代学者大多主张《周易》的"周"指周代，"以此文王所演，故谓之《周易》。其犹《周书》《周礼》，题周以别余代"。另一种说法认为"周"指周普、普遍，即易道广大，无所不包；如东汉郑玄《易论》，认为周是周普的意思，即无所不备，周而复始。

《周易》的"易"字之义，古今说者尤多。唐朝经学家孔颖达在《五经正义》中云："谓之为《易》，取变化之义。"其他不同说法，主要的还有：《周易乾凿度》云："《易》一名而含三义：所谓易也，变易也，不易也。"要言之，《周易》命名之义，"周"为朝代名，"易"主变易。古代典籍将《周易》多简称为《易》，即强调其书所言之"变化"大旨。西汉初，《周易》被列为学官的"经"书之一，学者遂尊称为《易经》。后来广义上的《易经》则包括《经》《传》。

二、《周易》理论的形成

（一）八个经卦的创立

《系辞》（相传为孔子所作）认为，八卦是伏羲氏创立的。无论八卦或者六十四卦，都是由阴（--）阳（—）符号组成的，分别称为阴爻（--）和阳爻（—）。"阴""阳"概念的形成，是古人对宇宙万物矛盾现象直接观察得出的。朱子云："盈乎天地之间，无非一阴一阳之理。"（《朱子大全·易纲领》）。在古人看来，天地、男女、昼夜、炎凉、上下、胜负……几乎日常生活中的一切现象都体现着普遍的、相互对立的矛盾。根据这种直感的、朴素的观察，古人把宇宙间变化万端、纷纭复杂的事物和现象分为阴、阳两大类，分别用--、—两种符号表示。孔子在《易传》中写道："易有太极，是生两仪。"这就是人们常说的"太极生两仪"。太极即为天地未开、混沌未分的状态，孔颖达说："太极谓天地未分之前，元气混而为一，即是太初、太一也。"太极中包含一正一反两种力量，就是阴阳。

"两仪生四象，四象生八卦"，阴阳的互动，产生了四象。象即表象，是可见的物象。世界上的东西都是有阴有阳，而且阴阳是分不开的。拿一天的气温来说，早上太阳刚出来，热量还没完全照到地面上，不会觉得热，所以早上叫作少阳，中午叫作老阳，黄昏时，大地还是热的，但夕阳已经没什么热量了，所以叫作少阴，晚上叫作老阴。一年四季也可以按照四象来看，春天是少阳，夏天是老阳，秋天是少阴，冬天就是老阴。用"四象"表示一年四季的变化也就更容易理解。

一年四季的变化，是天地阴阳变化的结果。阴阳变化即有阴多阳少，或阳多阴少的情况，再加上全阴、全阳，古人用三爻（或阴或阳）叠加，创立了原始八卦，也称为八个经卦，从全阴爻到阴爻多到阳爻多再到全阳爻，分别画为☷、☳、☵、☶、☴、☲、☱、☰，并且命名为坤、震、坎、艮、巽、离、兑、乾；八卦由此而生，周易最早的卦象即这八个经卦，这也是易学的基础。

太极、两仪、四象与八卦，有着内在联系，从图 1-1 可知其关系。

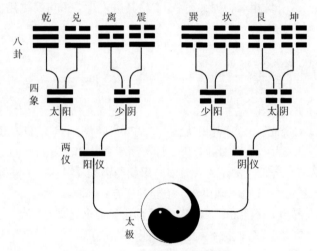

图 1-1   太极两仪四象八卦图

图 1-1 八卦从左到右依次为：乾卦、兑卦、离卦、震卦、巽卦、坎卦、艮卦、坤卦，古人为了记忆与运用方便，以数字对应八卦，分别为：乾 1、兑 2、离 3、震 4、巽 5、坎 6、艮 7、坤 8，此也即"先天八卦"，先天八卦由乾 1 开始，至坤 8 结束。

由太极生两仪再生四象再生八卦，这个生成顺序遵循以下规律：先生阳，后生阴；先生下，后生上。所以，两仪阳仪在前，阴仪在后；四象第一为阳爻之上加阳爻的太阳，第二为阳爻之上加阴爻的少阴，第三为阴爻之上加阳爻的少阳，最后为阴爻之上加阴爻的太阴。八卦的顺序也是如此，阳爻在下的先出现，阴爻在下的后出现，所以乾卦第一，坤卦最后。

卦是什么？卦本是古人"画地记爻"之用，"八卦"即由阴爻或阳爻组成的八个图画。关于"卦"字，也另有解释："卦者挂也。"即卦是挂起来的现象，挂起来是为了更加明白地展示出来。《系辞》中所言："古者包牺氏之王天下也，仰则观象于天，俯则观法于地，观鸟兽之文，与地之宜，近取诸身，远取诸物，于是始作八卦，以通神明之德，以类万物之情。"此处的"包牺氏"就是伏羲。第一个乾卦☰代表天，坤卦☷代表地；在天地间，还有太阳和月亮，离卦☲代表太阳，坎卦☵代表月亮；自然界中还有雷和风，分别以震卦☳代表雷，以巽卦☴代表风；除此之外，古人还观察到山和泽，以艮卦☶代表高山、陆地，以兑卦☱代表沼泽、河流。

为了便于记忆，古人将八卦的卦象编成韵文：乾三连、坤六断、震仰盂、艮覆碗、离中虚、坎中满、兑上缺、巽下断。与阴爻相比，阳爻中间没有断开，乾卦☰由三个阳爻组成，故说"乾三连"；坤卦☷由三个阴爻组成，由于阴爻中间有断开，故称为"坤六断"。其他六卦也都依其形态特点而记忆。记住八个经卦的卦画是学习本书及周易的基本功。

中国的汉字是"写"的；卦是"画"的，卦的图案，每个卦都有三画，称为三画卦，也是"经卦"，卦中的一画即是一"爻"。"爻者，交也"，寓含宇宙间万事万物，时时刻刻在交流、变化，所以叫作"爻"。

（二）六十四卦的创立

六十四卦就是由八个经卦彼此重合，八八重合成六十四卦。八个经卦各有三爻，重合之后即为六爻，重合之后的六十四卦均由六爻组成，上下三爻分别为上卦和下卦；上卦也称外卦，下卦也称内卦。

《史记》记载："文王拘而演周易。"文王即姬昌（前1152—前1056），周朝奠基者，岐周（今陕西岐山）人。据说周文王被商纣王拘押囚禁期间，潜心研究当时已有的八个经卦，将八个经卦两两重叠演绎成六十四卦，每一卦由六爻组成，故有三百八十四爻，周文王对六十四卦和三百八十四爻进行解释，其内容分别称为"卦辞"（每一卦的解释）和"爻辞"（每一爻的解释），构成《周易》的最根基的部分。

约定俗成，六十四卦各卦的卦画从下开始，第一爻称为初爻，依次上行，分别称为二爻、三爻、四爻、五爻，到最后一爻则称为上爻。"初"是时间概念，"上"是空间概念，两者同时出现在周易的卦中，提示了周易包括时空概念。卦画由下而上，从初爻到上爻，其蕴含的意思是，天下的事情发生变动，都是从下开始，换言之是从基层变起；另下卦又称内卦，自初爻画下卦，也寓含宇宙事物的变化，由内在开始。这也是《周易》核心思想之一。

约定俗成，阴爻以"六"代称，阳爻以"九"代称，例如乾卦，全部由阳爻组成，则其六爻由下而上分别称为初九、九二、九三、九四、九五、上九；又如坤卦，全部由阴爻组成，则其六爻由下而上分别称为初六、六二、六三、六四、六五、上六；再如水火既济卦☲，六爻由下而上分别称为初九、六二、九三、六四、九五、上六。其他各卦依此规律。

（三）《易传》七种十篇

《周易》的六十四卦卦辞与爻辞相传为周文王所作，这是《周易》的主干部分，其后，围绕此内容，不同时代的作者又进行了补充，共有《文言》、《彖传》上下、《象传》上下、《系辞传》上下、《说卦传》、《序卦传》、《杂卦传》七种，凡十篇，这十篇的创作宗旨均在解释《周易》六十四卦经文大义，犹如经之"羽翼"，又称《十翼》，汉代以后被合入经文并行。

《文言》分前后两节，分别解说《乾》《坤》两卦。"文言"两字之义，即谓"文饰《乾》

《坤》两卦之言"。需注意的是，只有《乾》《坤》有文言，分别为"乾文言"和"坤文言"，其他六十二卦均无文言。这也从侧面反映出《乾》《坤》二卦在《周易》中的重要性。

《彖传》解释每一卦辞、爻辞的内容，随上下经文分为上下两篇，共六十四节，分别解释六十四卦卦名、卦辞及主旨，在内容上表现为"《彖》曰"。"彖，断也，断定一卦主义，所以名为彖也。"彖的意思是判断、断定，既解释义理，同时也与象数的占卜结果有关。

《象传》据说为孔子及其弟子所作，是孔子理解卦辞和爻辞之后的解释，更多地体现了儒家学术思想，未必与周文王所作的卦辞、爻辞能一一对应。在形式上表现为"《象》曰"。《象传》随经也分为上下两篇，阐释各卦的卦象及各爻的爻象。其中解释卦象者六十四则，称《大象传》；解释爻象者共三百八十四条，称《小象传》。"象"字之义，犹言形象、象征，即《系辞下传》所谓："象也者，像此者也。"

《系辞传》也分为上下两篇，《系辞传》对《周易》"经"文的各方面内容作了较为全面、可取的辨析、阐发，有助于后人理解八卦、六十四卦及卦爻辞的大义。

《说卦传》是阐述八卦象例的专论。其中言及八卦的最基本象例：乾为天，坤为地，震为雷，巽为风（为木），坎为水，离为火，艮为山，兑为泽。以及与之相对应的八种大体不变的象征意义：乾健，坤顺，震动，巽入，坎陷，离丽，艮止，兑说（悦）——这在《周易》六十四卦义理中几乎是每卦必用的象喻条例，对于明确《周易》卦形符号的构成原理有不可忽视的参考价值，也可以说是理解《周易》内容的辞典。

《序卦传》旨在解说《周易》六十四卦的编排次序，揭示诸卦相承的意义，这种排序更多反映了后世对六十四卦所代表的天地人关系的理解。

《杂卦传》与《序卦传》不同，其打散了《序卦传》的顺序，把六十四卦重新分成三十二组，两两对举，概括卦旨。文中对举的两卦之间，其卦形亦或"错"或"综"，其卦义多两两相反。

经传合编本的《周易》出现于汉代，后代学者多依此本研读，影响广大，遂使"易传"的学术价值提高到与"易经"并驾齐驱的地位。今天的《周易》已包括了"经"和"传"两部分。

三、《周易》一书的性质

（一）《周易》研究的是事物的普遍规律

与《周易》相关的太极图、阴阳、八卦，并不是古人想象出来的，是古人根据对自然现象的观测得出来的。

根据一年之中太阳影子的长短，可以自然形成太极图。

《周髀算经》中有关日晷的记载："冬至晷长丈三尺五寸。小寒丈二尺五寸。大寒丈一尺五寸一分。立春丈五寸二分。雨水九尺五寸三分。惊蛰八尺五寸四分。春分七尺五寸五分。清明六尺五寸五分。谷雨五尺五寸六分。立夏四尺五寸七分。小满三尺五寸八分。芒种二尺五寸九分。夏至一尺六寸。小暑二尺五寸九分。大暑三尺五寸八分。立秋四尺五寸七分。处暑五尺五寸六分。白露六尺五寸五分。秋分七尺五寸五分。寒露八尺五寸四分。霜降九尺五寸三分。立冬丈五寸二分。小雪丈一尺五寸一分。大雪丈二尺五寸。"据这些晷数制图，就可获得太极图（图1-2）。

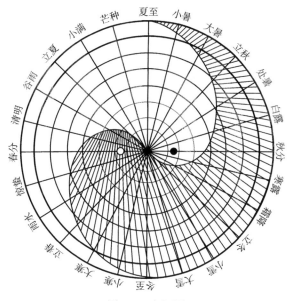

图 1-2　太极图

再如先天八卦的方位，可以依据人在天地之间的方位定出。人居天地六合之中，面南背北，以左、前、上为阳，右、后、下为阴，按照先左右，再前后，最后上下的顺序，阳面画直线，称为阳爻，阴面画中断线，称为阴爻，在八个方向画出八卦：左前上为乾卦☰，右后下为坤卦☷，左后下为震卦☳，右前上为巽卦☴，右前下为坎卦☵，左后上为离卦☲，右后上为艮卦☶，左前下为兑卦☱（图 1-3）。

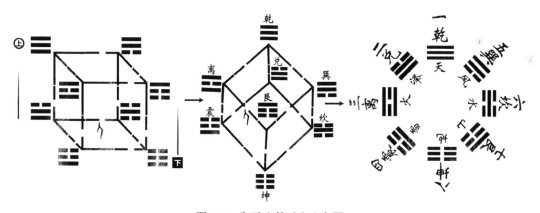

图 1-3　先天八卦对应八方图

将图 1-3 中左侧的立方体的方向转一下，以左、前、上纯阳的乾卦在上，右、后、下纯阴的坤卦在下，转向后这个立体结构的平面图形就是先天八卦方位图。

《周易》所述基于中国古代先贤对社会各类现象的观察和哲理的思考，包含了天文、地理、人事等各个领域。《系辞》有云："易与天地准，故能弥纶天地之道。仰以观于天文，俯以察于地理，是故知幽明之故。原始反终，故知死生之说。精气为物，游魂为变，是故知鬼神之情状。" 其中的"地理"就是古代的堪舆之学，古代开矿并没有地质学和探测的仪器，完全凭借堪舆之学，就可以判断矿源、藏量及深度等。《周易》八卦与后来的五行、天干、地支等相结合以后，又发展出了中国传统的天文、历法、地理、中医等学问。

南怀瑾评价《周易》："不论人事、物理，一切的一切，都以此为法则。换句话说，化学的也好，物理的也好，数学的也好，无论自然科学、人文科学，也不管军事、政治、经济、社会、文学、艺术等，都离不开这个法则。"

（二）《周易》谈的是哲学问题

哲学的目的是解答宇宙、人生的问题，《周易》六十四卦寓有义理在内，蕴藏着深邃的哲学意义，解答了宇宙人生的问题。从整体看，六十四卦是六十四种事物、现象的组合，一一喻示着特定环境、条件下的处事方法、人生哲理、自然规律等。分别诸卦来看，各卦六爻之间在"义理"上是有联系的，这种联系，正是某种事物或现象的变动、发展规律的象征性表露，也是一卦哲学内容的具体反映。将有关卦义两相比较，又可以发现六十四卦的哲理突出反映着事物对立矛盾转化的变动规律。如《乾》《坤》两卦，象征"刚健"与"柔顺"的对立转化；《泰》《否》两卦，象征"通泰"与"否闭"的对立转化等。不仅卦与卦之间如此，在一卦的具体爻象中，也往往喻示了这一哲理：各卦的上爻多喻物极必反的意义，即是明显的例证。程颐说："六十四卦、三百八十四爻，皆所以顺性命之理，尽变化之道也。散之在理，则有万殊；统之在道，则无二致。"（《河南程氏遗书·易序》）。这里所说的"变化之道"，事实上就是《周易》哲学思想的核心。

（三）《周易》是玄学基础

古人很希望了解事物发展规律，以趋吉避凶。《周易》出现后，占卜就有了工具，故朱熹认为"《易》本为卜筮而作""孔子恐义理一向没卜筮中，故明其义"（《朱子语类》）。自《周易》后，玄学发展莫不以此为基础。

四、易学流派

从《周易》成书后，历朝历代的学者均研习此书，不仅有孔子为之作《传》，更有后世学者研习其心得和阐述其义理而著作的各种著述，更有从《周易》思想发挥出的玄学理论与实用著作。这些研究《周易》学术的学者以及他们的著作，成为一门学问，可统称为"易学"，这也是中国传统文化中最重要的一门学问，也是最难的学问之一。

易学史上最有影响的流派，为"象数""义理"两派。象数派的正宗学说，见于汉儒以易象、易数为解《易》途径，在切合占筮应用的同时，阐发其中蕴含的义理；义理派主要致力于阐明《周易》的哲学大义，三国时期曹魏王弼以老、庄思想解《易》已开其风气，至胡瑗、程颐则蔚为大观。吴承仕先生云"名物为象数所依，象数为义理而设"，即言"象数""义理"应相互参用，才能辨明《周易》大旨。

"象数""义理"两派仅就易学主要派系而言，尚未足以涵盖《周易》研究的广阔领域。故《四库提要》曰："易道广大，无所不包，旁及天文、地理、乐律、兵法、韵学、算术，以逮方外之炉火，皆可援易以为说。"可见，在历代易学研究中，所涉及的学术领域至为宽广。

五、辩证对待《周易》

《礼记》的《五经解》这篇文章中，提到《易经》这门学问时说："洁净精微，易之教也。""洁净"包括了宗教和哲学的含义，就是说学习《周易》这门学问，不可以有太多功利性的目的，不可以走邪路。"精微"两字则是科学的，学《易》的人，头脑要冷静，思维要缜密。但是在《五经解》中，对《易经》也有反面的批评，说《易经》的流弊是："其失也，贼。"就是说，学《易》的人如果不走正道、不深入思考，就会务虚不务实，不踏实努力，而想走捷径甚至歪门邪道，或者迷信命运，放弃主动思考和主观努力。

另外，《周易》中的某些名词与中医学相同，但含义却大有不同，有些理论与中医相通相似，但又有很大差异。所以对于学中医的人来说，学《易》时尤其要注意，不能把《周易》的太阳、少阳、太阴、少阴等概念与中医的同名概念相混淆，也不能把《周易》中阴阳五行与人体、五脏等的关系、论述完全套用于中医的学习应用中，《周易》与中医虽同源，但差异很大，是完全不同的两套学术体系。以《周易》太阳和中医的太阳为例，《周易》太阳为四象之一，四象以阴阳多少区分，太阳少阳为阳，太阳阳多，少阳阳少；太阴少阴为阴，太阴阴多，少阴阴少。太阴又称老阴，太阳又称老阳，老有"极"的意思，有物极必反，重阳必阴，重阴必阳之义。与中医理论中的太阳、阳明、少阳、太阴、少阴、厥阴有根本性的不同，在学习时万不可混为一谈。

六、学习《周易》的方法

（一）打好基本功

《周易》的成书时代距今已过三千年，现代人学习好理解好《周易》是非常难的。要想入门，先要打好基本功。一些基本知识是要背诵的，如八个经卦的名称、卦画和基本含义，六十四卦的卦名、卦序及每一卦的卦画都要熟记于心。这需要下硬功夫，也就是需要花时间，在上面花的时间多了，这些内容就深入心中了。

《周易》六十四卦的内容是易学的核心，本书已经将古文按照前后逻辑一致的原则用现代文进行翻译，熟读这些文字可以有利于记住内容，反复吟诵再结合社会各种现象深入思考就可更深刻理解《周易》的精妙。

（二）泛读文献

《周易》相关的著述甚多，也形成了事实上易学各家学说。这些著述是不同年代的易学大家自己的研学心得或总结了所在年代的易学研究的集大成，有很好的参考价值，可以更好地拓宽理解《周易》的广度与深度。需要注意的是，各种文献要对照着看，因为每个著者的知识面和理解深度有所不同，都有一定的片面性。看易学文献既要广，更要思考，最终形成自己的认识与见解。

（三）多向前辈请教

社会上易学爱好者很多，其中不乏学有所成者，多向他们请教，尤其对不明白的困惑问题面对面地请教更容易获得答案。

第二章　易图与易学名词

一、太极图

太极图又称先天太极图，先天太极图与先天八卦相对应，根据太极图的方位，可以画出先天八卦。黑白两鱼交汇而成大圆，寓意太极生两仪，黑鱼为阴，白鱼为阳。有关太极图的错例也不在少数，除图 2-1 所示之外，余皆为错，此不予列举。

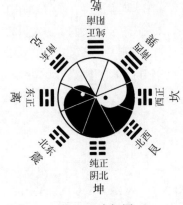

图 2-1　太极图

太极图并非凭空创造出来的，而是来源于对自然的观察，观察一年之中太阳影子长短的变化，记录具体数据，画成图形，自然形成了太极图（图 1-2）。

清代胡渭总结"先天太极图"的寓意："其环中为太极，两边黑白回互，白为阳，黑为阴。阴盛于北，而阳起而薄之：震东北，白一分，黑二分，是为一奇二偶；兑东南，白二分，黑一分，是为二奇一偶；乾正南全白，是为三奇纯阳；离正东，取西之白中黑点，为二奇含一偶，故云对过阴在中也。阳盛于南，而阴来迎之：巽西南，黑一分，白二分，是为一偶二奇；艮西北，黑二分，白一分，是为二偶一奇；坤正北全黑，是为三偶纯阴；坎正西，取东之黑中白点，为二偶含一奇，故云对过阳在中也。坎离为日月，升降于乾坤之间，而无定位，故东西交易，与六卦异也。"（《易图明辨》）。

二、先天八卦方位图

朱子云："析四方之合以为乾、坤、离、坎，补四隅之空以为兑、震、巽、艮者，八卦也。"是为先天八卦的由来。《说卦传》："天地定位，山泽通气，雷风相薄，水火不相射，八卦相错。"先天八卦的数字排法是：乾一、兑二、离三、震四、巽五、坎六、艮七、坤八（图 2-2）。此图方位，传为伏羲所创，故又称"伏羲八卦方位"。

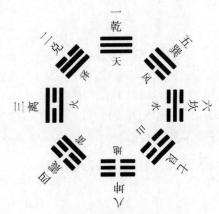

图 2-2　先天八卦方位图

三、后天八卦方位图

后天八卦的卦，还是乾、坤、离、坎、震、艮、巽、兑八个卦，可是位置完全不同了。后天八卦的位置，坎卦在北方，离卦在南方，震卦在东方，兑卦在西方，东南是巽卦，东北是艮卦，西南是坤卦，西北是乾卦（图 2-3）。后天八卦的数字排法是："一数坎兮二数坤，三震四巽数中分，五寄中宫六乾是，七兑八艮九离门。"后天八卦的卦序与《洛书》完全吻合。

先天八卦体现了自然之象，是按阴阳学说的格局构建的，乾卦由三个阳爻组成，定位为南；坤卦由三个阴爻组成，定位为北。而后天八卦则是在五行学说参与下形成的，按五行学说，离为火而主南，坎为水而主北，震在东方和木一致，兑在西方属金。

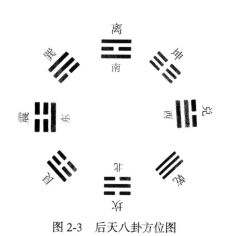

图 2-3　后天八卦方位图

四、六十四卦方圆图

六十四卦方圆图如图 2-4 所示，圆图代表时间，方图代表空间。《周易本义》卷首云："此二者，阴阳对待之数，圆于外者为阳，方于中者为阴；圆者动而为天，方者静而为地者也。"

先说方图，右边第一行最下为乾卦。八卦的卦爻是自下向上画的，所以这方图亦是自下向上看的。前面曾经说过先天八卦的数字，是乾一、兑二、离三、震四、巽五、坎六、艮七、坤八。那么从方图的第一行由下往上看，全部八个卦，每卦的上卦，亦即是外卦，都是天亦即是乾卦，而每卦的下卦，亦即是内卦，都是依照先天八卦的次序乾、兑、离、震、巽、坎、艮、坤配合的，所以成了乾、履、同人、无妄、姤、讼、遁、否等八个重卦。

再从乾卦起，从右向左看横列的卦，重卦的次序是乾、夬、大有、大壮、小畜、需、大畜、泰等八个卦，再仔细分析这八个重卦的内外卦，又可以发现，内卦都是乾卦，而外卦从右到左，则是乾、兑、离、震、巽、坎、艮、坤，又是先天八卦的次序。

如果以数字来代表，直行的乾是 1-1，履为 1-2，同人为 1-3，无妄为 1-4，姤为 1-5，讼为 1-6，遁为 1-7，否为 1-8。横列乾为 1-1，夬为 2-1，大有为 3-1，大壮为 4-1，小畜为 5-1，需为 6-1，大畜为 7-1，泰为 8-1。以图示之（图 2-5）。

圆图代表时间。那么这个圆图的六十四卦，是用什么方法排列起来的呢？圆图上面顶端左边第一个卦是乾卦，再看最下面右边第一个卦是坤卦，然后再来排列圆图。首先用方图最下面第一横列的乾、夬、大有、大壮、小畜、需、大畜、泰八个卦，依次序放到圆圈的顶端，左边开始，顺原次序向左排列。第二步，又将第二横列的履、兑、睽、归妹、中孚、节、损、临八个卦依原次序紧接在泰卦之后，然后将第三、第四横列的每个卦，都照这个方法排列，最后复卦紧靠了中线下端的左边为止，这是第一个步骤，排列成了左边的半个圆圈。

然后第二个步骤，排列右边半个圆圈，排列的次序又不同了，现在不是从第五横列开始，而是从第八横列排起，将否、萃、晋、豫、观、比、剥、坤八个卦，以逆次序接在复卦的后面，就是仍以逆时针的方向，排成复、坤、剥、比、观、豫、晋、萃、否的次序。但要特别注意的，如果是画卦，还是要内卦画在内圈，外卦画在外圈。第八横列排好以后，再用第七横列，照第八横列的排法排下去，以谦卦接在否卦的后面，成否、谦、艮、蹇、渐、小过、旅、咸、遁的逆时针次序，第六横列、第五横列，都是这样，最后第五横列的姤卦，刚刚又接到了最起始的乾卦，就完成了这个圆图的排列。

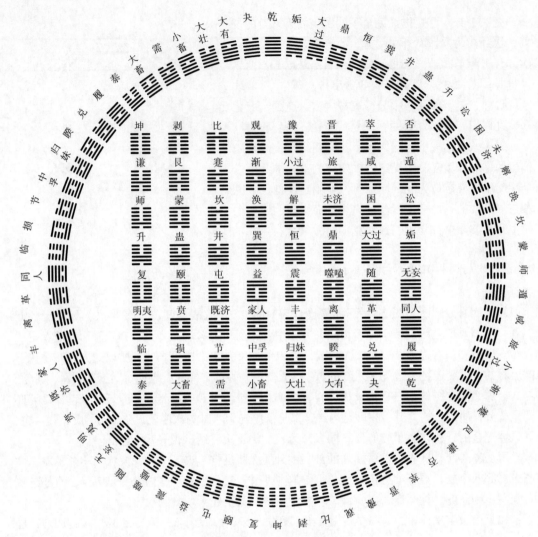

图 2-4　六十四卦方圆图

8	7	6	5	4	3	2	1
8	8	8	8	8	8	8	8
8	7	6	5	4	3	2	1
7	7	7	7	7	7	7	7
8	7	6	5	4	3	2	1
6	6	6	6	6	6	6	6
8	7	6	5	4	3	2	1
5	5	5	5	5	5	5	5
8	7	6	5	4	3	2	1
4	4	4	4	4	4	4	4
8	7	6	5	4	3	2	1
3	3	3	3	3	3	3	3
8	7	6	5	4	3	2	1
2	2	2	2	2	2	2	2
8	7	6	5	4	3	2	1
1	1	1	1	1	1	1	1
坤	艮	坎	巽	震	离	兑	乾
8	7	6	5	4	3	2	1

图 2-5　六十四卦方图数字图

五、八宫卦

八宫卦，是按照特定的规律编排六十四卦次序所形成的卦象（图2-6）。其要例是取乾、坎、艮、震、巽、离、坤、兑八纯卦为纲，每卦沿初爻至五爻依"一世"至"五世"及"游魂""归魂"的变化原则演绎八卦，组建"八宫"。八纯卦各主一宫，合"八宫"。

《周易本义》卷首曰："乾、坎、艮、震为阳四宫，巽、离、坤、兑为阴四宫，每宫阴阳八卦。"举"乾宫"为例，先是本宫卦乾，初九变阴成"一世"卦天风姤，九二变阴成"二世"卦天山遁，九三变阴成"三世"卦天地否，九四变阴成"四世"卦风地观，九五变阴成"五世"卦山地剥，再退下一爻六四变阳成"游魂"卦火地晋，最后将内卦变回本体卦成"归魂"卦火天大有，是为首宫八卦。余七宫依此类推。

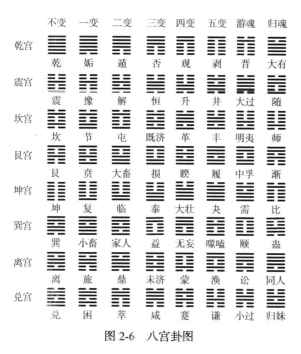

图2-6　八宫卦图

分宫卦象次序歌

乾为天，天风姤，天山遁，天地否，风地观，山地剥，火地晋，火天大有。

坎为水，水泽节，水雷屯，水火既济，泽火革，雷火丰，地火明夷，地水师。

艮为山，山火贲，山天大畜，山泽损，火泽睽，天泽履，风泽中孚，风山渐。

震为雷，雷地豫，雷水解，雷风恒，地风升，水风井，泽风大过，泽雷随。

巽为风，风天小畜，风火家人，风雷益，天雷无妄，火雷噬嗑，山雷颐，山风蛊。

离为火，火山旅，火风鼎，火水未济，山水蒙，风水涣，天水讼，天火同人。

坤为地，地雷复，地泽临，地天泰，雷天大壮，泽天夬，水天需，水地比。

兑为泽，泽水困，泽地萃，泽山咸，水山蹇，地山谦，雷山小过，雷泽归妹。

周易六十四卦的排列，并不是按照八宫卦的次序，它的排列次序，后人把它编成了一首韵文的歌，叫作《上下经卦名次序歌》，帮助记忆。

上下经卦名次序歌

乾坤屯蒙需讼师，比小畜兮履泰否，
同人大有谦豫随，蛊临观兮噬嗑贲，
剥复无妄大畜颐，大过坎离三十备。
咸恒遁兮及大壮，晋与明夷家人睽，
蹇解损益夬姤萃，升困井革鼎震继，
艮渐归妹丰旅巽，兑涣节兮中孚至，
小过既济兼未济，是为下经三十四。

六、错综复杂

常常说某件事情错综复杂，错综复杂这个说法就是源于《周易》。这四字的意思是指卦变而言，常说某人某事"变卦"了，也是源自《周易》。

1. 错卦

错即阴阳交错的意思，即某一卦的阴爻变阳爻，阳爻变阴爻所变化的新卦，互为错卦。例如天风姤卦䷫，它的第一爻是阴爻，其余五爻都是阳爻，那么在阴阳交错之后，变成了䷗，这样第一爻是阳爻，其余五爻是阴爻，如上面这个卦象，它的外卦是坤，坤为地，内卦是震，震为雷，就是地雷复卦，所以天风姤的对错卦，就是地雷复卦。

六十四卦都有相应的错卦。

2. 综卦

综卦与错卦不同，综卦是把原卦倒过来，是镜面卦，如火雷噬嗑卦䷔，颠倒过来就成为山火贲卦䷕，贲卦就是噬嗑卦的综卦；又如姤卦䷫，倒过来成为镜面卦，就变成了夬卦䷪，夬卦与姤卦就互为综卦。全部六十四卦，只有乾卦䷀、坤卦䷁、坎卦䷜、离卦䷝、大过卦䷛、小过卦䷽、颐卦䷚、中孚卦䷼八个卦没有综卦，因为这八个卦，颠倒之后还是原来的样子，即其综卦就是其本身。

综卦与错卦一样，告诉我们看问题要客观，同样的结构，方向不同（立场不同），结果或结论完全两样。

3. 互卦

上面讲了"错综复杂"的"错综"，那"复杂"是怎么回事？复杂主要指的互卦，也即交互卦。互这个字，就是《周易》的图案，像同样的挂钩交相挂住，就是一个"互"字。什么是"交互"？就是六爻内部的变化，第二爻上连到第四爻，下面挂到上面去为互，第五爻下连到第三爻，上面交至下面来为交。每卦的纵深内在，发生了交互的变化，又产生了卦。以火雷噬嗑卦䷔为例说明如下：火雷噬嗑䷔，以噬嗑卦的第二爻与第三爻、第四爻配上去，便成为☶，代表山的艮卦，这就是噬嗑卦的互卦。又把噬嗑卦的第三爻交到第四爻、第五爻上去，便成为☵，代表水的坎卦，这就是噬嗑卦的交卦。再把噬嗑卦的交卦☵和互卦☶重叠起来，便成为水山蹇卦䷦，即噬嗑卦的交互卦就是蹇卦。图示之：本卦䷔火雷噬嗑，交互卦䷦水山蹇。

七、十二消息卦（十二辟卦）

十二消息卦，也称十二辟卦（图 2-7）。消，即消退；息，即生长；消息卦也即阴阳消长的卦。消息卦是六十四卦中十二个特殊的卦形，阴爻阳爻没有交互，阴爻或阳爻聚在一起，从一阳爻的复卦到全阳爻的乾卦，阳爻增长，阴爻消退；从一阴爻的姤卦到全阴爻的坤卦，阴爻增长，阳爻消退，所以称为消息卦。

十二消息卦配合一年十二月，合古代阴阳历的自然界万物阴阳消息的意义。"辟"有开辟、开始之义。十二侯卦，意思是诸侯之卦，《易》是以古代的政治制度来作比方，中央的是天子，坐镇各方的是诸侯，大诸侯镇守十二方。即是拿古代的政治制度，来说明这十二个卦的位置和性质。

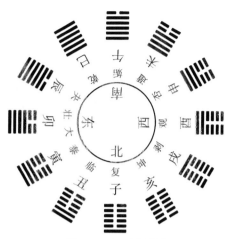

图 2-7　十二辟卦图

十二辟卦的来源甚古，其说首见于《归藏》："子复，丑临，寅泰，卯大壮，辰夬，巳乾，午姤，未遁，申否，酉观，戌剥，亥坤。"图中阳盈为息，阴虚为消。自"复"至"乾"为息卦，首"复"一阳生，次"临"二阳生，次"泰"三阳生，次"大壮"四阳生，次"夬"五阳生，至"乾"则六阳生。自"姤"至"坤"为消卦，首"姤"一阴消，次"遁"二阴消，次"否"三阴消，次"观"四阴消，次"剥"五阴消，至"坤"则六阴消。而"乾""坤"两卦又为消息之母。

十二律吕产生的基础是"飞灰候气法"：将芦苇的薄膜烧制成灰，放入代表十二音阶的乐管内，埋于密室地下；冬至一阳来复时，最长的乐管"黄钟"内的灰便自动飞出；此后每过一个节气，依次会有一个乐管的灰飞出，古称"葭管飞灰"。全部十二个乐管的灰飞结束，恰恰是一个年周期！十二地支，以"子"开始，子月是十一月，十一月的节气有冬至、大雪。一个月有两个节气，其中一个是节，一个是气，大雪是节，冬至是气，对应的十二辟卦是复卦，对应的乐律为"黄钟"（图 2-8）。

八、占筮法与"九六七八"

周易的象数派利用卦象和爻辞来占筮。《系辞上传》"大衍之数"章，概述了用五十根蓍草通过"四营""十八变"成一卦的筮法简例："大衍之数五十，其用四十有九。分而为二以象两，挂一以象三，揲之以四以象四时，归奇于扐以象闰，五岁再闰，故再扐而后挂。天一地二，天三地四，天五地六，天七地八，天九地十。天数五，地数五，五位相得而各有合。天数二十有五，地数三十，凡天地之数五十有五。此所以成变化而行鬼神也。"

以现代文简述一下，就是以"分二""挂一""揲之以四""归奇"四个步骤为"一变"，把五十根蓍草经过"三变"后剩余的蓍草数目除以四，得出的数必为六、七、八、九四个数中的一个，即"四营而成易"。共"十八变"后依次得出六爻，然后得出一个完整的卦形，即"十有八变而成卦"。得到一个完整的卦形之后，再根据变爻变成新的另一卦，以此来判断吉凶。

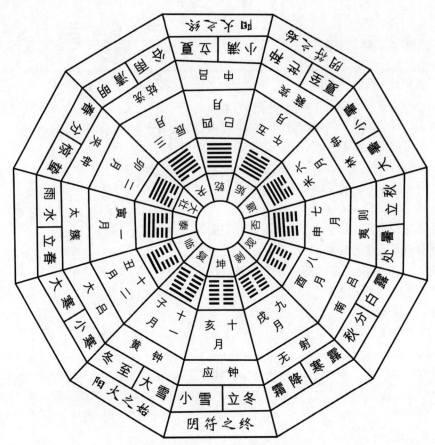

图 2-8　十二辟卦对应十二月图

其中，六、七、八、九这四个数，分别将"九"代表"老阳"，"六"代表"老阴"，"九"与"六"可变，阳变阴，阴变阳，为可变爻。而"七"代表"少阳"，"八"代表"少阴"，均为不变爻。

其含义提示，老阴"六"和老阳"九"，已经发展到阴和阳的极点，就会发生阴阳性质的转化；而少阴"八"和少阳"七"阴阳还没到极点，不会发生爻的变化。

占筮中的九与六变化，与中医学的阴阳转化是同样的道理，也是医通于易的地方。

九、爻位的当位、中位和乘承比应

在易学中，每一爻在时间上代表着不同的时期，在结构上代表着不同的空间，引申到社会人事中，代表着不同社会阶层地位，也代表着不同的能力和发展前景。在分析爻位时，还需要分辨出爻位是否得当，是在中间还是在上下位置，爻与爻之间是否存在乘承比应关系。

（一）当位和不当位

六爻位次，有奇偶之分：初（一）、三、五为奇，属阳位；二、四、上（六）为偶，属阴位。六十四卦共有三百八十四爻，凡阳爻居阳位（奇数位），阴爻居阴位（偶数位），均称当位（也称得正位或得位）；凡阳爻居阴位，或阴爻居阳位，均称"不当位"（亦称失正、失位）。

当位之爻，象征事物的发展遵循正道、符合规律；不当位之爻，象征背逆正道、违背规律。但当位、不当位亦非诸爻吉凶利弊的绝对标准，在各卦各爻所处的复杂条件、因素的影响下，得正之爻有转向不正的可能，不正之爻也有转化为正的可能。

（二）中位

六十四卦每一卦均由两个经卦重叠组成，每个经卦有三爻，中间的爻处于中位。每一卦有六爻，第二爻在下卦中位，第五爻在上卦中位，也即"二"和"五"为中位。在周易中，中位象征事物守持中道、行为不偏，称"中"。凡阳爻居中位，象征"刚中"之德；阴爻居中位，象征"柔中"之德。其中如若是阴爻处于"二"的位置，阳爻处于"五"的位置，则称为"既中且正"，也称为"中正"。在易学中，爻位中正，则是美与善的象征。

爻位居"中"与爻位居"正"相比，"中"优于"正"。《周易折中》指出："正未必中，中则无不正也。六爻当位者未必皆吉，而二、五之中，则吉者独多，以此故尔。"儒家崇尚的"中庸"之道，即源于《周易》。

（三）乘承比应

在每一卦的六爻相互关系中，由于各爻的位次、性质、远近不同，为了研究方便，以"乘、承、比、应"来分析爻与爻之间的关系。

"乘"与"承"是相邻两爻的关系。"承"是在下承接，"乘"是乘驾在上。相邻两爻，在下方的一爻对在上方的一爻来说就是"承"。一般地说，阳爻乘阴爻、阴爻承阳爻为顺；阴爻乘阳爻、阳爻承阴爻为逆。

凡是两个相邻的爻称作"比"，比是比邻、比近的意思。如果相比的两爻是一阴一阳，就更加亲近一些。

"应"是对应、应合的意思。六十四卦的每个卦都是由两个经卦上下重叠而成。如果上下卦分开看，它们各自有第一、二、三爻。如果上下卦连成一体看，上卦的第一、二、三爻就是全卦的第四、五、六爻。这样初与四、二与五、三与上就有了对应关系。应是一种应合、应援，有应当然是好事。但这种对应关系要从"同性相斥、异性相吸"的易理上去观察。一般说，在相应位置上的两爻如果是一阴一阳，即可成为阴阳正应；如果是两阳或两阴，即构成敌应关系。

第二篇

《周易》原文释译

第三章 上 经

第一卦 乾 卦

乾：元，亨，利，贞。

【释文】

《乾卦》：创始，通达，合宜（有利），正固。

元：创始，开始，起始，基础。在乾卦中一般认为"元"应理解为"创始"，其他卦中出现"元"，不作"创始"，而作"开始"讲。

亨：亨通，通达，畅通。

利：适宜，有利于。

贞：正固，可引申为坚持。

《象》曰：大哉乾元，万物资始，乃统天；云行雨施，品物流形；大明终始，六位时成；时乘六龙以御天；乾道变化，各正性命；保合太和，乃利贞；首出庶物，万国咸宁。

【释文】

《象》说：伟大啊，乾卦的元气，万物依赖它而存在，它也由此而主导了天体。

云飘动，雨降落下来，各类物种在流动中成其形体，太阳的光明周而复始地出现，（乾卦）爻的六个位置也按照时序形成了，依循时序乘着六条龙去驾驭天体的运行。

乾卦的作用是引发变化。让万物各自安顿本性与命运。万物保存聚合并处于最和谐的状态，就达到合宜而正固了。乾卦为首，创生万物，普世都可以获得安宁。

资始：因之而开始，引申为依赖它而存在。

大明：太阳。

六位：每一卦的六个爻位。

时成：按时间顺序而形成。

六龙：乾卦的每一爻均指的是一条龙，故称"六龙"。

性命：性，本性；命，命运，自身规律。

保合：保，保存；合，汇合，聚合；即保存聚合。

利贞：适宜正固（坚持）。

庶物：万物。

万国：所有的国家，也包括国家的人民。

咸宁：咸，都，全部；宁，安宁；即全部安宁。

《象》曰：天行健，君子以自强不息。
【释文】
《象》说：天道运行周而复始，刚健不已，永无停息；君子应效法天道，自立自强，坚持奋斗。

天：天道，自然界。
行：运行，行动。
健：刚健，健康。
息：停止。

初九，潜龙勿用。

【释文】
初九，龙（象征君子）尚潜伏在水中，暂时不发挥作用。
初九，自下而上第一爻，为阳爻，如为阴爻则称为"初六"；同理，"九二"为自下而上的第二爻，为阳爻，如为阴爻则称为"六二"；"九三"为自下而上的第三爻，为阳爻，如为阴爻则称为"六三"；"九四"为自下而上的第四爻，为阳爻，如为阴爻则称"六四"；"九五"为自下而上的第五爻，为阳爻，如在此位置出现的阴爻则为"六五"；如在一个卦的最上面的爻，也即自下而上的第六爻，如为阳爻则为"上九"，如为阴爻则为"上六"。

潜龙：潜伏在水中或地下的龙，此处可有多种象征，包括羽翼未丰满、能力还未济的"未来强者"；《周易》中的"龙"，多象征人类的"君子"。
勿用：不要用，不能发挥作用。

《象》曰：潜龙勿用，阳在下也。
【释文】
《象》说：尚未浮出水面的龙，不要（能）有所作为，（原因是）初九的阳爻在最下位置。
阳在下：阳爻在最下面的位置，"下"与"上"对，"上"是指位置最高的"上九"，故"下"指的位置最低的"初九"。

九二，见龙在田，利见大人。

【释文】
九二，龙出现在地面上，有利于见到大人。
见龙：见，通"现"，出现；见龙：龙出现。
田：田地，地面上，脱离了"地下"或"水中"。
大人：位高权重者，此处指"九五"；因"二"与"五"相对。

《象》曰：见龙在田，德施普也。
【释文】
《象》说：龙出现在地面上，犹如阳光普照大地，天下人普遍得到恩惠。

德：功能，功效。

施：施布，发挥。

普：普遍，无差别。

九三，君子终日乾乾，夕惕若，厉，无咎。

【释文】

九三，君子整天勤勉工作，到了晚上也不敢有所懈怠，情势虽然紧张，（也）无灾难。

乾乾：即"健健"，健行不息，辛勤工作的样子。

夕：傍晚。

惕：警惕，小心谨慎。若：助词。惕若：小心谨慎的样子。

厉：危险；"厉"是《周易》的断语的等级之一。

《周易》的断语包括元吉、吉、利、无咎、悔、吝、不利、厉、凶，元吉为最为吉祥，凶为最不吉祥或最为凶险。

无咎：没有灾病，没有祸害，没有后遗症；九个层次的"断语"之一。

《象》曰：终日乾乾，反复道也。

【释文】

《象》说：整天勤勉工作，是因为天之道循环往复，不会终止。

反复：来回往复。

道：天道，天体运行的轨迹，事物变化的规律。

九四，或跃在渊，无咎。

【释文】

九四，龙或腾跃而起，或退居于深渊，没有灾难。

或：或者，引申为时而。

跃：跳跃，引申为"发挥作用"或"才能得到展现"。

在渊：前者省略了"或"，即"或在渊"，在深渊中；引申为"不发挥作用"或"才能不能施展"。

"跃"与"在渊"是位于"九四"这个"时""位"的龙的功能状态。

《象》曰：或跃在渊，进无咎也。

【释文】

《象》说：龙或腾跃而起，或退居于深渊，进退均不会有灾难（危险）。

进：省略了"退"，即"进退"；进，指"跃"，发挥作用；退，不发挥作用。

九五，飞龙在天，利见大人。

【释文】

九五，龙飞在天上，（此时）有利于见到大人。

飞龙：飞在天上的龙，即能够"行云布雨"的龙，能够发挥最大功能的龙。

大人：指未来的大人，未来能够"行云布雨"的龙。

九五的"利见大人"与九二相对，此处的大人指"九二"，即未来的大人。

《象》曰：飞龙在天，大人造也。

【释文】

《象》说：龙飞在天上，大人功德无量。

造：建造功业，建功立业。

上九，亢龙有悔。

【释文】

上九，龙飞过了正常高度，会有懊恼。

亢龙：超过了正常高度的龙。亢：高亢，过高。

悔：懊悔，懊恼。

《象》曰：亢龙有悔，盈不可久也。

【释文】

《象》说：亢龙有悔，满盈不可长久。

盈：满盈，这里指最佳状态。

久：长久。

用九，见群龙无首，吉。

【释文】

乾卦之用，群龙无首无尾，吉祥。

用：应用，效用。

九：阳爻，这里指纯阳的乾卦；用九，即乾卦之用。

见：通"现"，显示，见到。

群龙：从初九到上九的所有阳爻，每一爻代表着一条龙，即所有的龙。

无首：省略了"无尾"，即没有首尾，没有本末、大小之分。

吉：吉祥；九个层次的"断语"之一。

《象》曰：用九，天德不可为首也。

【释文】

《象》说：乾卦之用，天的品德（虽生万物）但不居功。

天德：天的品德，也可理解为"天道规律"。

不可：不能，禁止之意。

首：头，领先。

文 言 传

元者，善之长也；亨者，嘉之会也；利者，义之和也；贞者，事之干也。

【释文】

《文言传》是专门解说乾坤二卦的文字。文，经文；言，解释；文言即对经文的解释。乾坤二卦在易经六十四卦中具有特殊地位，是理解《易经》的关键；其中，解释乾卦的部分称《乾文言》，解释坤卦的部分称《坤文言》。本段内容是解释"元""亨""利""贞"这四个字的。可释如下。

"元"即"创始"，是一切善行的首位（存在本身就是善）；"亨"即"通达"，是美好事情的汇合；"利"即"合宜"，是正当作为的协调；"贞"即"正固"，是干事的基础。

善：善行。长：第一位。

嘉：美好。会：会合。

义：正当行为。和：调和，协调一致。

事：行事，做事。干：主干，基础。

君子体仁足以长人，嘉会足以合礼，利物足以和义，贞固足以干事；君子行此四德者，故曰：乾，元、亨、利、贞。

【释文】

君子实践仁德，足以担任领袖；美好事物的汇合足以符合礼制；维持一切适宜，足以协调义行；守正并且坚持，足以干成事业。君子就是要身怀此四种德行，所以乾卦代表着创始、通达、合宜、正固。

君子：道德高尚的人。

体仁：实践仁德。

长人：长于人，为人长，即为人首领。

礼：礼制，各种规则制度。

和：调和，协调。和义：协调各种正当行为。

行此四德：实践这四种德行。

初九曰"潜龙勿用"，何谓也？子曰：龙，德而隐者也，不易乎世，不成乎名；遁世无闷，不见是而无闷；乐则行之，忧则违之，确乎其不可拔，潜龙也。

【释文】

本部分内容为孔子与学生就乾卦各爻辞以问答形式进行的解释。初九的爻辞为"潜龙勿用"，说的是什么呢？孔子说：有龙一样德才兼备而隐居的人，世俗改变不了他（的节操），不追求虚名；远离世俗而不苦闷，不被世人承认也不苦闷；能愉快实现抱负就入世做事，若有忧患就隐遁，信念坚定，从不动摇，这样的君子就是潜龙的德行啊。

子：孔子。

隐者：隐居者，不以才华显于世。

易：改变。世：世俗。易乎世，被世俗所改变，也可理解为"随世俗而改变"。

成乎名：成就其名声。

遁世：远离世俗。

无闷：没有烦闷、苦闷。

不见是：不被承认。

乐：快乐。行：实践，干事。

忧：担心，忧虑，顾虑。违：与"行"相对，违背，不干事。

确：坚定。拔：拔出，动摇。

九二曰"见龙在田，利见大人"，何谓也？子曰：龙，德而正中者也，庸言之信，庸行之谨，闲邪存其诚，善世而不伐，德博而化；《易》曰：见龙在田，利见大人，君德也。

【释文】

九二的爻辞为"见龙在田，利见大人"，说的是什么呢？孔子说：有龙一样德才兼备却能居中守正的人，平常说话都能有信用，平常做事都能谨慎（符合规矩），防范邪恶以保持内心的真诚，为善于世而不夸耀，德行广大而感化世人。《易》说"见龙在田，利见大人"，这是君子的德行啊！

正中：正中间。每一卦由六爻组成，分别由上下两个经卦复合而成，即乾卦由下经卦乾和上经卦乾组合而成；上下经卦各有三爻，"二"与"五"分别为下卦与上卦的正中位置。

庸：平常。言：说话。庸言：平时说话。信：信用，有信用。

行：行为。谨：谨慎，此指符合道德规范和社会规则。

闲：防范。邪：非正常，邪道，邪恶。诚：真诚。

善世：行善于世。伐：自夸，夸耀。

博：博大，广大。化：感化，教化。

九三曰"君子终日乾乾，夕惕若，厉，无咎"，何谓也？子曰：君子进德修业；忠信，所以进德也；修辞立其诚，所以居业也。

【释文】

九三的爻辞为"君子终日乾乾，夕惕若，厉，无咎"，说的是什么呢？孔子说：（说的是）君子要增进德行，建立功业。做到忠诚而信实，由此可以增进德行。修饰言辞以确保诚意，由此可以累积功业。

进德：增进道德水平（也包括知识技能）。修业：培植功业，建功立业。

忠信：忠诚而诚信。

辞：文辞。修辞：修饰言辞。立：树立。诚：诚信。

居：积蓄。居业：积累功业。

知至至之，可与言几也；知终终之，可与存义也；是故居上位而不骄，在下位而不忧，故乾乾因其时而惕，虽危无咎矣。

【释文】

知道时事如何来到就设法使它来到，这样就可以谈论几微之理（玄妙变化）；知道时事将会如何终止，就（坦然）让它终止，这样才可以同他坚守正当的作为。因此处在上位（高位）而不骄傲，处于下位（低位）而不忧愁。所以能够勤奋不休，按所处之时势而警醒自己，这样即使有危险也不会有灾难。

知：了解，知道，明白。至：到来，到达。知至：知道到来。

至之：使之至，使它到来。

几：几微，隐微，非常细小，也可引申为非常玄妙。

知终：知道终止。

终之：使之终，使它终止。

存：保存，保持。义：正当。存义：保持正当。

居上位：在上位，在高位。骄：骄奢，骄傲。

九四曰"或跃在渊，无咎"，何谓也？子曰：上下无常，非为邪也；进退无恒，非离群也；君子进德修业，欲及时也，故无咎。

【释文】

九四的爻辞为"或跃在渊，无咎"，说的是什么呢？孔子说：上与下没有一定的规律，但不是出于邪恶的动机。前进与后退也没有一定的规律，但不会离开自己的同类。君子要增进德行，建立功业，要把握时机，所以就没有灾难。

上下：或上或下，或前进或后退。无常：没有规律。

邪：邪恶。

恒：有规律。离群：离开同类（群体）。

九五曰"飞龙在天，利见大人"，何谓也？子曰：同声相应，同气相求；水流湿，火就燥，云从龙，风从虎，圣人作而万物睹；本乎天者亲上，本乎地者亲下，则各从其类也。

【释文】

九五爻辞为"飞龙在天，利见大人"，说的是什么呢？孔子说：声音相同就会互相呼应，气息相同就会彼此吸引。水流向湿地，火烧向干燥区域，云随着龙而浮现，风随着虎而劲动，圣人出现引来万人瞩目。以天为本的事物就会亲近在上的天，以地为本的事物就会亲近在下的地，万物都各自随从它自己的属类。

同声：同样的声音，即共同的语言。应：应和，响应。

同气：同样的气息，可引申为同样的理想信念。求：吸引。

流湿：流向湿处。就燥：靠近干燥处。从：跟随，追随。

作：出现，产生。睹：观看。

从其类：跟随其同类。

上九曰"亢龙有悔"，何谓也？子曰：贵而无位，高而无民，贤人在下位而无辅，是以动而有悔也。

【释文】

上九爻辞为"亢龙有悔"，说的是什么呢？孔子说：地位尊贵却没有职位，高高在上却失去百姓（追随者），贤能的人处于下位而无法前来辅佐，所以一行动（其结局一定是）有所懊悔。

贵：高贵。位：职位，引申为权力。

高：高处，处于高处。民：民众，引申为民众支持。

贤人：品德高尚能力强的人。下位：处于下位。辅：辅助，辅佐。

动：行动，引申为发挥影响力。

"潜龙勿用"，下也；"见龙在田"，时舍也；"终日乾乾"，行事也；"或跃在渊"，自试也；"飞龙在天"，上治也；"亢龙有悔"，穷之灾也；乾元"用九"，天下治也。

【释文】

"潜龙勿用"，因其位置在最低下。"见龙在田"，顺着时势而一步一步前进。"终日乾乾"，就是因为要进行应该做的事。"或跃在渊"，这是要检验自己的能力。"飞龙在天"，处于上位，治理国家。"亢龙有悔"，走到极点会有灾难。乾卦元气施展在全卦中谓之"用九"，天下都治理得太平了。

下：处于最低下的位置。

舍：停下住宿，隐含着"前行"之意。

行事：做事。

自试：自我检试。

上治：在上位治理国家。

穷：事情的极点处。

天下治：天下得到治理，即天下太平。

"潜龙勿用"，阳气潜藏；"见龙在田"，天下文明；"终日乾乾"，与时偕行；"或跃在渊"，乾道乃革；"飞龙在天"，乃位乎天德；"亢龙有悔"，与时偕极；乾元"用九"，乃是天则。

【释文】

"潜龙勿用"，是因为阳气处于潜藏状态。"见龙在田"，天下万物（各获其位）显现光明。"终日乾乾"，顺应时势一起前进。"或跃在渊"，乾卦进展的变革已经来到。"飞龙在天"，其位置在天，具有天德。"亢龙有悔"，时与位均已经到了极点。乾卦元气施展在全卦中谓之"用九"，这是天道的规律。

文明：文饰光明，也可直接按现代"文明"理解。

与时：与时间。偕行：同行。

乾道：天道，或理解为乾卦的发展。革：变革。

天德：与天的德行一致。

偕极：相伴到极点（变化之时）。

天则：天的规则（规律）。

《乾》"元"者，始而亨者也；"利贞"者，性情也；乾始能以美利利天下，不言所利，大矣哉！大哉乾乎！刚健中正，纯粹精也；六爻发挥，旁通情也；时乘六龙，以御天也；云行雨施，天下平也。

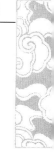

【释文】

乾卦的"元"气，是使万物得以创始而通达的基础。"利贞"，是万物的本性与实情。乾卦的创始功能能够以美妙与适宜来照顾天下万物，但它并不指明对什么有利，这实在是太伟大了。伟大啊，乾卦！刚强劲健而居中守正，本身是纯粹不杂的精气。六爻按时位进展运作，向外贯通了万物的实情。依循时序发挥六条龙的功能，来管理天时或驾驭天体的运行。云四处飘行，雨降落下来，天下获得太平。

始：创始。

性：本性。情：真实的情况。性情：本性与实情。

美利：美与利，即美好与有利（适宜）。

精：精气。

发挥：发生作用。六爻发挥：乾卦的六个阳爻各自按时序运作。

旁：旁边，向外侧。通：通达，贯通，通晓。旁通：向周边了解或向周边贯通。

时：时序。乘：乘坐，此指发挥作用。时乘：依循时序发挥"六条龙的作用"。

御：管理，驾驭。御天：管理天时或驾驭天体的运行。

云行：云飘行。雨施：雨施布（到大地）。

平：太平。

君子以成德为行，日可见之行也。

【释文】

以下内容解释《象传》。君子以成就道德作为行动的目标，要体现在日常可见的行为中。

成德：成就道德（德行）。行：行动（目标）。

日：日常，平常。

"潜"之为言也，隐而未见，行而未成，是以君子"弗用"也。

【释文】

"潜"说的是什么呢，隐藏而尚未显露能力，行动而尚未能有所成就，此时君子不会有所作为。

言：语言；注意与"辞"的区别，后者一般指"文书"，即写下来的文学作品或文字。

见：现，引申为显露才华。成：成功，成就。

君子学以聚之，问以辨之，宽以居之，仁以行之；《易》曰：见龙在田，利见大人。君德也。

【释文】

君子努力学习以积累知识，向人请教以辨明是非，以宽容态度处世，以仁爱之心做事。《易》曰："见龙在田，利见大人。"是因具备君子的德行。

学：学习。聚：聚集。聚之：聚集知识。

问：请教。辨：分辨。辨之：分辨是非对错。

宽：宽容，宽厚。居：处世。

仁：仁爱，引申为"正确"。行：行动，做事。

九三重刚而不中，上不在天，下不在田，故乾乾因其时而惕，虽危无咎矣。

【释文】

九三阳爻处于阳位，又不处于中间位置，向上不能到达"天"的位置，向下又离开了"田地"的位置，所以要勤奋不已，要警惕自己所处的时、位，即使有危险也没有灾祸。

重：重叠。刚：阳爻，与之相对的"柔"为阴爻。重刚：阳爻重叠；也指阳爻在阳位，一般指后者。每一卦的一、三、五为阳位（刚位），二、四、六为阴位（柔位）；阳爻在刚位，为"重刚"。

中：中间。不中：不在中间的位置。三爻在下卦的上位，故"不中"。

天：指九五的位置，即"飞龙在天"。田：九二的位置，即"见龙在田"。

九四重刚而不中，上不在天，下不在田，中不在人，故"或"之；"或"之者，疑之也，故"无咎"。

【释文】

九四爻处于阳爻之间，又不居中，向上不在天的位置，向下远离了地的位置，中间又不在人合适的位置，所以用"或"这个字来表述它。"或"，是因为有所怀疑，有所疑虑，故没有灾祸。

不中：不处在中间位置。九四处于上卦的下位，不处在中间。

夫"大人"者，与天地合其德，与日月合其明，与四时合其序，与鬼神合其吉凶，先天而天弗违，后天而奉天时；天且弗违，而况于人乎？况于鬼神乎？

【释文】

所谓"大人"，其德行与天地的功能相合，其（智慧）与日月的光明相合，其（日常行为）与四时的秩序相合，其（赏善罚恶）与鬼神的吉凶报应相合，其（行动）遵守天的法则而不违逆，效法天的法则而不违逆天时。天的法则都不会违逆，何况人类呢，何况鬼神呢？！

四时：春夏秋冬。

序：时序。

先天：先效法于天。违：违背。

后天：后效法于天。奉：遵守。

"亢"之为言也，知进而不知退，知存而不知亡，知得而不知丧；其唯圣人乎！知进退、存亡而不失其正者，其唯圣人乎！

【释文】

说到上九所谓的"亢"，（就是）只知"前进"不知"后退"，只知"生存"不知"死亡"，只知道"获得"而不知"丧失"。只有"圣人"吧！知道进退存亡的道理而不偏离"正途"，只有"圣人"吧！

其：语气词。

第二卦 坤　卦

坤：元，亨，利牝马之贞；君子有攸往，先迷，后得主；利西南得
朋，东北丧朋；安贞吉。

【释文】

《坤卦》：开始，通达。有利于母马正固，君子适宜前往，开始时困难，后可以找对方向。
西南方有利于获得朋友，往东北方则会失去朋友。安于正固吉祥。

元：开始。亨：亨通，通达。

牝（pìn）：母。牝马：母马。

攸：所。往：前往。

迷：迷失方向。

得主：找到主人，引申为找到目标，或找对目的地。

朋：利益相同或相近的人。

安：安心。

《象》曰：地势坤，君子以厚德载物。

【释文】

《象》说：大地的形势平顺，君子应效法大地，胸怀宽广，承载万物。

地：大地；势：形势。

坤：大地，可容纳万物，象征着静美，平顺。

厚德：宽厚的美德。

载物：承载万物。

初六，履霜，坚冰至。

【释文】

初六，脚踏到了霜，坚冰即将来到。

六：与"九"相对，代表阴爻。初六，某一卦中自下而上的第一个爻，为阴爻。

履：鞋，此处为动词，脚踩。

《象》曰：履霜坚冰，阴始凝也；驯致其道，至坚冰也。

【释文】

《象》说：脚踏到了霜，坚冰即将来到，是因为阴气开始凝聚，按照这种情况发展下去，
必然迎来坚冰。

阴：阴气，阴寒之气。凝：凝结，凝集。

驯：通"顺"。

六二，直方大，不习无不利。

【释文】

六二，正直，端正，广大，即使不学习也不会有什么不利。

直：没有弯曲，引申为人品正直。方：端正，端庄。大：广大。

习：学习，修习。

《象》曰：六二之动，直以方也；不习无不利，地道光也。

【释文】

《象》说：六二爻若是出现变化的话，总是表现出正直、端正的性质。不学习也不会有什么不利，是因为地德广大（包容万物）。

动：变化。

地道：与"天道"相对，大地的德行。

光：广大。

六三，含章可贞，或从王事，无成有终。

【释文】

六三，胸怀才华而不显露，或者跟随君王做事，没有什么功业却能有好的结局。

含：不显露。章：文章，引申为才华或能力。

从王事：跟随君王干事。

成：成就，成果。终：善终。

《象》曰：含章可贞，以时发也；或从王事，知光大也。

【释文】

《象》说：胸怀才华而不显露，是要把握时机才发挥。或者跟随君王做事，是因为智虑周远而广大。

以时：等待时机，把握时机。发：发挥（作用）。

知：通"智"，智谋，智虑。光：通"广"，广大。

六四，括囊，无咎无誉。

【释文】

六四，扎紧袋口，没有灾难也没有称誉。

括：收紧。囊：口袋。

誉：称誉，称赞。

《象》曰：括囊无咎，慎不害也。

【释文】

《象》说：扎紧袋口，没有灾难，小心谨慎不会有祸害。

慎：谨慎。害：祸害。

六五，黄裳，元吉。

【释文】

六五，黄色的下衣，最为吉祥。

黄：黄色，古代一般指帝王服饰的颜色。裳：下衣，如裙子。

元吉：最为吉祥。

《象》曰：黄裳元吉，文在中也。

【释文】

《象》说：黄色的下衣最为吉祥，是因为文采在其中。

文：文采。中：中间。

上六，龙战于野，其血玄黄。

【释文】

上六，龙在野外作战，旷野到处是青与黄色的血迹。

战：战斗。野：田野，野外。

玄：青色。黄：黄色。

《象》曰：龙战于野，其道穷也。

【释文】

《象》说：龙在野外战斗，它已经走到末路。

道：道路。穷：穷尽。

用六，利永贞。

【释文】

坤卦之用，有利于永远正固。

利：有利于，适宜。永：永远。贞：正固。

《象》曰：用六永贞，以大终也。

【释文】

《象》说：坤卦之用，有利于永远正固，是因为它是最后的终局。

大：与"小"相对。终：结束，结局。大终：最后的终局。

文 言 传

《文言》曰：坤至柔而动也刚，至静而德方，后得主而有常，含万物而化光；坤道其顺乎，承天而时行。

【释文】

《文言》说：坤最为柔顺而行动也刚健，最为安静而功能遍及四方，随后找到主人而能长久，包容万物而化育广大。坤之道在于顺，它顺承天（乾卦）的规律依据时序而行动。

至：最。柔：柔顺。动也刚：行动也刚劲（有力）。

静：安静。德：功能，功德。方：四方。

常：通"长"，恒常。

含：包含，包容。化：感化，化育。光：通"广"。

承：顺承。

积善之家，必有余庆；积不善之家，必有余殃；臣弑其君，子弑其父，非一朝一夕之故，其所由来者渐矣；由辩之不早辩也；《易》曰："履霜，坚冰至。"盖言顺也。

【释文】

积累善行的家族，一定会有不尽的吉事；多行不义的家族，一定会有不尽的灾殃。臣子犯逆杀害君王，儿子犯逆杀害父亲，并不是一朝一夕的原因，出现这种情况是逐渐累积过来的。只是应该辨明而没有及早辨明罢了。《易》说："履霜，坚冰至。"说的就是循着趋势发展的规律。

余庆：遗留给后人的喜庆。

余殃：遗留给后人的灾殃。

弑：杀害。

渐：逐渐，一步一步发展。

辩：通"辨"，明辨。

直，其正也；方，其义也；君子敬以直内，义以方外，敬义立而德不孤；"直方大，不习，无不利"，则不疑其所行也。

【释文】

"直"，说明其品性纯正，"方"，是说其行为得当（端正）。君子以严肃态度持守内心的真诚，以正当方式规范言行表现，既严肃又正当，其德行就不会孤单了。"直方大，不习，无不利"，就不会疑虑自己的行为了。

敬：恭敬，严肃。内：内心，即内心的真诚。

外：外在表现。

孤：孤单。

阴虽有美，含之，以从王事，弗敢成也；地道也，妻道也，臣道也；地道无成而代有终也。

【释文】

阴性虽然有"美"，藏隐起来，跟随君王做事，不敢居功。这是大地的正道，为妻的正道，为臣的正道。大地的正道不成就什么，只是代表（天）完成好的结局。

天地变化，草木蕃；天地闭，贤人隐；《易》曰："括囊，无咎无誉。"盖言谨也。

【释文】

天地交通化育，草木茂盛；天地阻隔不通，贤人就隐退。《易》说："括囊，无咎无誉。"说的就是要谨慎。

变：变通，交通。化：化育。

蕃：茂盛的样子。

闭：痞塞不通。

隐：隐居，退隐。

君子黄中通理，正位居体，美在其中，而畅于四支，发于事业，美之至也。

【释文】

君子采用黄的中色，通达事理，身处中正之位，恪守礼节，美德积聚内心里，贯彻在行动上，展现于所经营的事业中，这是最好的美德。

通理：通达事理。

正：正确。位：位置。正位居体：其正常顺序"居体正位"。

畅：畅通，流通。四支：即"四肢"，引申为"行动"。

阴疑于阳，必战；为其嫌于无阳也，故称龙焉；犹未离其类也，故称血焉；夫玄黄者，天地之杂也，天玄而地黄。

【释文】

阴被阳所怀疑，一定会发生战争。没有阳爻也可称之为"龙"。其并未脱离其阴类属性，所以流血受伤。所谓玄黄，杂合天地之色，天玄地黄。

疑：怀疑，此处指被怀疑。

战：争战。

嫌：嫌疑，受猜疑。

杂：杂合，合到一起。

玄：青黑色。天玄：天的颜色是青色，故天玄。地黄：大地的颜色是黄色，故"地黄"。

第三卦 屯 卦

屯：元亨，利，贞；勿用，有攸往，利建侯。

【释文】

《屯卦》：开始亨通，适宜正固。不要急着发展，不宜前往，有利于建立国家。

屯（zhūn）：本义为象草木之初生，引申为"难"。勿用：不要发挥作用。

建：建立。侯：诸侯国。

《彖》曰：屯，刚柔始交而难生；动乎险中，大亨贞；雷雨之动满盈，天造草昧，宜建侯而不宁。

【释文】

《象》说：屯卦阳刚之气与阴柔之气开始交流，困难随之产生。（下卦为震为动，上卦为坎为险）在危险中行动，要使一切通达正固。打雷下雨遍布天地，上天的造化，人在草创冥昧的阶段，适宜建立家国，并且勤奋努力不止。

屯卦由风地观卦或地泽临卦变化而来，阴爻与阳爻分开，故"刚柔始交"。

刚：阳爻。柔：阴爻。交：交互，交流，交通。

动：屯卦的下卦为"震"，为动；上卦为"坎"，为危险。

大亨：这里指"远景"非常通达。贞：正固，坚持。

雷：下卦的"震"，即雷。雨：上卦的"坎"，即水。

天造：上天的造化。草：此处为动词，草创。昧：冥昧。

宁：安宁，享福。不宁：不能安逸享受。

《象》曰：云雷屯，君子以经纶。

【释文】

《象》：屯卦的卦象是震（雷）下坎（水）上，为雷上有水之表象，君子由此领悟要经营筹划事业。

经纶：经营，筹划，谋划。

初九，磐桓，利居贞，利建侯。

【释文】

初九，徘徊不前，适宜居贞守正，适宜建立诸侯国。

磐（pán）：通"盘"。盘桓：徘徊。

《象》曰：虽磐桓，志行正也；以贵下贱，大得民也。

【释文】

《象》说：虽然徘徊不前，志于前行的心意是正当的；本是尊贵而主动处于最低下卑贱的位置，很是得到百姓支持。

下贱：下到最低贱的位置。

得：得到（支持）。民：老百姓。

六二，屯如邅如，乘马班如；匪寇婚媾。女子贞不字，十年乃字。

【释文】

六二，困难重重，徘徊难行，骑上马也团团打转。不是盗贼，而是为求婚约。这个女子如果此时不出嫁，十年后才有婚约。

屯如：困难的样子。

邅（zhān）如：困难的样子。

班如：打转圈的样子。

匪：通"非"。寇：盗贼。

贞：贞固，守正。字：婚书签字。

《象》曰：六二之难，乘刚也；十年乃字，反常也。

【释文】

《象》说：六二爻之所以困难，是因为此爻乘坐在阳爻上面（乘刚）。十年才能婚嫁，是因为最后会回归正常。

乘：乘坐。刚：阳爻。

反：通"返"，返回。常：常规，平常，一般状况。

六三，即鹿无虞，惟入于林中；君子几，不如舍，往吝。

【释文】

六三，追逐野鹿却没有向导，致使鹿逃入树林中。君子察知几微，不如放弃算了，前往会有困难。

即：追逐。虞：守林人，向导。

几：几微，精微之处。舍：驻营，引申为停止。吝：困难，为九个层次的断语之一。

《象》曰：即鹿无虞，以从禽也；君子舍之，往吝，穷也。

【释文】

《象》说：追逐野鹿却没有向导，是因为获鹿之心过于急切。君子应及时放弃，前往会有困难，因为没有办法了。

从禽：跟随禽兽，引申为获得猎物（成功）之心急切。

六四，乘马班如，求婚媾；往吉，无不利。

【释文】

六四，骑上马团团打转，求结婚；前往吉祥，没有不顺利。

婚媾：结婚。

《象》曰：求而往，明也。

【释文】

《象》说：前去追求，是明智之举。

明：明智。

九五，屯其膏，小贞吉，大贞凶。

【释文】

九五，囤积财富，小规模的积累是吉利的，大规模地囤积财物是有凶祸的。

屯：通"囤"。膏：财富。

《象》曰：屯其膏，施未光也。

【释文】

《象》说：屯其财富，施布不够广大。

施：施予，施舍，施布。

未光：未广。

上六，乘马班如，泣血涟如。
【释文】
上六，骑上马团团转，哭泣、流血不止。
泣：哭泣。血：流血。涟如：不停止的样子。

《象》曰：泣血涟如，何可长也？
【释文】
《象》说：哭泣流血不止，这种情况怎能维持长久呢？
何：如何。长：长久。

第四卦　蒙　卦

蒙：亨；匪我求童蒙，童蒙求我；初筮告，再三渎，渎则不告；利贞。
【释文】
《蒙卦》：亨通；不是我有求于蒙昧的儿童，而是蒙昧的儿童来求我；初次占筮，就告诉他；再三占筮就亵渎神明，亵渎就不告诉他；适宜正固。
蒙：蒙昧，启蒙，双重意思；因为蒙昧，所以要启蒙。
筮（shì）：占筮，可以引申为"请教"。告：告知。
渎（dú）：亵渎。

《象》曰：蒙，山下有险，险而止，蒙；蒙亨，以亨行时中也；匪我求童蒙，童蒙求我，志应也；初筮告，以刚中也；再三渎，渎则不告，渎蒙也；蒙以养正，圣功也。
【释文】
《象》说：蒙，上卦为艮为山，下卦为坎为危险，即"山下有危险"；上卦为艮为止，下卦为坎为危险，即"遇到危险就停止"，这就是蒙卦。蒙卦亨通，以通达的方式做到时机合宜，行于中道。不是我求蒙昧的儿童而是蒙昧的儿童来求教于我，这是心意相互呼应。初次占筮告诉他结果，那是因为下卦中间为阳爻，有刚毅中正之象。亵渎就不告诉他，因为其既蒙昧又亵渎。蒙昧之时可以培养正气，这是圣人的功业。
志：心意。应：相应。
蒙以养正：蒙昧之时培养正气。
圣：圣人。功：功德。

《象》曰：山下出泉，蒙；君子以果行育德。
【释文】
《象》说：上卦为艮为山，下卦为坎为泉水，蒙卦的卦象是山下流出泉水的样子；君子由此领悟要以果敢的行动培育道德。

果：果敢。行：行动。育德：培育品德。

初六，发蒙，利用刑人，用说桎梏；以往吝。

【释文】

初六，进行启蒙教育，要用刑罚来规范人们（的行为），以此让他们摆脱桎梏；以此而前往，会有困难。

刑：刑罚。

说：通"脱"，摆脱。

《象》曰：利用刑人，以正法也。

【释文】

《象》说：用刑罚来教育人，是为了端正法纪。

正：端正。法：法纪。正法：端正法纪。

九二，包蒙，吉；纳妇，吉；子克家。

【释文】

九二，包容蒙昧，吉祥；娶妻，也是吉祥的；儿子能够持家。

包：包容，宽容。

纳：容纳，宽容。纳妇：娶妻。

克：能够。克家：能够持家。

《象》曰：子克家，刚柔接也。

【释文】

《象》说：儿子能够持家，是因为九二阳爻与上面相对的六五阴爻刚柔相济。

刚柔：阳与阴。接：相接，相济。

六三，勿用取女，见金夫，不有躬；无攸利。

【释文】

六三，不要娶这样的女子，见到有钱的男子就会失身；没有什么好处。

勿用：不要。取：通"娶"。

金夫：有钱的男子。

躬：身体。不有躬：失身。

《象》曰：勿用取女，行不顺也。

【释文】

《象》说：不要娶这样的女子，是因为这个女子的行为不合礼仪。

行：行为。行不顺：行为不合乎"礼仪"。

六四，困蒙，吝。

【释文】

六四，受困于蒙昧状态，有困难。

困：受困。困蒙：受困于蒙昧。

《象》曰：困蒙之吝，独远实也。

【释文】

《象》说：受困于蒙昧状态有困难，是因为六四在全卦中唯独远离阳爻。

独：独孤，唯一。远：离开。实：阳爻。

六五，童蒙，吉。

【释文】

六五，蒙童（虚心地向老师求教），这是很吉祥的。

童：儿童。童蒙：儿童蒙昧（会向大人请教）。

《象》曰：童蒙之吉，顺以巽也。

【释文】

《象》说：蒙童（虚心地向老师求教）吉祥，这是因为蒙童对老师采取了谦逊的态度。

顺：顺从。巽：通"逊"，谦逊，谦虚。

上九，击蒙，不利为寇，利御寇。

【释文】

上九，击退蒙昧，不合适为强盗，适宜抵御强盗。

击：攻击，击退。

御：抵御。

《象》曰：利用御寇，上下顺也。

【释文】

《象》说：适宜抵御强盗，因上九与六三正应。

上：上九。下：六三。

第五卦　需　卦

需：有孚，光亨，贞吉；利涉大川。

【释文】

《需卦》：有诚信，光明亨通，正固吉祥；适宜渡过大河。

需：通"须"，需要，此为"饮食"，因为饮食是人生存必需之品。

孚：诚信。

光：光明。亨：亨通。

涉：渡过。大川：大河，引申为困难或危险。

《彖》曰：需，须也，险在前也，刚健而不陷，其义不困穷矣；需有孚，光亨贞吉，位乎天位，以正中也；利涉大川，往有功也。

【释文】

《彖》说：需，等待；下卦为乾为前进，上卦为坎为危险，即"危险在前方"，刚健之德而不会陷于险难，其理当然不会困穷。需卦有诚信，光明亨通，正固吉祥，处在天位，既中且正。适宜渡过大河，前往可以建立功业。

陷：陷入。

穷：穷尽，困顿。

天位：最高处，或九五位置。

《象》曰：云上于天，需；君子以饮食宴乐。

【释文】

《象》说：下卦为乾为天，上卦为坎为云，需卦的卦象是云在天上；君子由此领悟要饮酒、吃东西、设宴作乐。

需：需要（时间或时机），等待。

饮食：饮酒吃东西。宴：宴会。乐：娱乐。

初九，需于郊，利用恒，无咎。

【释文】

初九，在郊外等待，适宜守常不动，没有灾难。

郊：郊外。

利：适宜。用恒：守恒，不变，不动。

《象》曰：需于郊，不犯难行也；利用恒，无咎，未失常也。

【释文】

《象》说：在郊外等待，不冒险前行；适宜守常不动，无咎，没有失去常道。

犯难：冒着困难，不顾困难。

九二，需于沙，小有言，终吉。

【释文】

九二，在沙滩上等待，沙洲就在中间；虽然受到一些非难或指责，但终究会获得吉祥。

沙：沙滩。

言：责备，抱怨。

《象》曰：需于沙，衍在中也；虽有小言，以终吉也。

【释文】

《象》说：在沙滩上等待，沙洲就在中间；虽然受到一些非难或指责，但终究能获得吉祥。

衍：水中的沙洲。

九三，需于泥，致寇至。

【释文】

九三，在泥泞中等待，抢劫的强盗乘机而至。

泥：泥泞。

致：致使，导致。

《象》曰：需于泥，灾在外也；自我致寇，敬慎不败也。

【释文】

《象》说：在泥泞中等待，说明灾祸还在外面；自己招引来强盗，恭敬谨慎才能避开危险。

敬：恭敬。慎：谨慎。

六四，需于血，出自穴。

【释文】

六四，在血泊中等待，从洞穴中逃脱出来。

血：血泊。

出：逃出。穴：洞穴。

《象》曰：需于血，顺以听也。

【释文】

《象》说：在血泊中等待，顺应时势，听天由命。

听：听从，顺从。

九五，需于酒食，贞吉。

【释文】

九五，在（享用）美酒佳肴中等待，正固吉祥。

《象》曰：酒食贞吉，以中正也。

【释文】

《象》说：在美酒佳肴中等待，正固吉祥，因为处于中正之位。

上六，入于穴，有不速之客三人来；敬之，终吉。

【释文】

上六，进入洞穴中，有不请自来的三位客人到来；对他们恭恭敬敬（以礼相待），最终吉祥。

《象》曰：不速之客来，敬之终吉；虽不当位，未大失也。

【释文】

《象》说：有不请自来的客人到来；对他们恭恭敬敬（以礼相待），最终吉祥；虽然位置不当，但还没有大的灾难。

大失：大的失误，此处为"大的灾难"。

第六卦 讼 卦

讼：有孚窒惕，中吉，终凶；利见大人，不利涉大川。

【释文】

《讼卦》：有诚信，窒塞需要谨慎，中间（过程）吉祥，最终有凶祸；利于见到德高望重的大人物，不适合渡过大河。

讼：争讼，打官司。

窒：窒塞不通。惕：警惕，小心。

《象》曰：讼，上刚下险，险而健，讼；讼，有孚，窒，惕，中吉，刚来而得中也；终凶，讼不可成也；利见大人，尚中正也；不利涉大川，入于渊也。

【释文】

《彖》说：上卦为乾为刚健，下卦为坎为危险，危险而刚健，这就是讼卦。讼，有诚信，被窒塞，心生警惕，中间吉祥，阳爻来到而得到中间的位置；最终凶险，诉讼不能成功。有利见到大人，是因为崇尚守中端正（的品行）。不利于渡过大河，是因为会进到深渊中。

讼卦由天山遁卦变化而来。遁卦的九三与六二对调而成天水讼卦，九三成为九二，故"刚来而得中"。

尚：崇尚。

渊：深渊。

《象》曰：天与水违行，讼；君子以作事谋始。

【释文】

《象》说：讼卦的卦象是坎（水）下乾（天）上，天与水逆向而行。君子由此领悟，做大事前要深谋远虑（从开始就要消除可能引起争端的因素）。

作事：做大事。

谋始：在开始时谋划。

初六，不永所事；小有言，终吉。

【释文】

初六，不长时间地做某事（诉讼）；虽然会受到一些非难或指责，但最终吉祥。

永：长久，永远。

《象》曰：不永所事，讼不可长也；虽小有言，其辩明也。

【释文】

《象》说：不长时间做某事，说明争讼不可长久；虽然有些微词，可以明辨是非。

辩明：明辨是非。

九二，不克讼，归而逋；其邑人三百户无眚。

【释文】

九二，打官司失利，逃回来藏起来；其受封领地的三百户（族人）没有灾祸。

克讼：打官司胜利。

归：返回。逋（bū）：躲藏。

邑：封地。邑人：封地的百姓或族人。

眚（shěng）：灾难，因自己原因而起的灾祸。

《象》曰：不克讼，归逋窜也；自下讼上，患至掇也。

【释文】

《象》说：不能打赢官司，逃回来藏起来；自己处于下位与上面有权有势的人打官司，灾难是自己招来的。

患：祸患。掇（duō）：拾取。

六三，食旧德，贞厉，终吉；或从王事，无成。

【释文】

六三，享用祖辈的余荫，正固会危险，最终吉祥；有的辅佐君王建功立业，没有功劳。

食：享用。旧德：祖辈的余荫。

《象》曰：食旧德，从上吉也。

【释文】

《象》说：食旧德，跟从上位者（上级）就会吉祥。

九四，不克讼；复即命，渝，安贞吉。

【释文】

九四，打官司失利，回归命运安排的角色，改变，安分守己吉祥。

复：回返，回归。命：命运。

渝：变化，改变。

《象》曰：复即命，渝，安贞不失也。

【释文】

《象》说：回归命运安排的角度，改变，安心正固不会有损失。

九五，讼，元吉。

【释文】

九五，官司得到了公正的判决，非常吉祥。

讼：官司（获胜）。

《象》曰：讼，元吉，以中正也。

【释文】

《象》说：官司获胜，非常吉祥，因为（九五爻）既中且正。

上九，或锡之鞶带，终朝三褫之。

【释文】

上九，（因打官司获胜）也许受赐官服大带，但在一天之内却被剥夺多次。

锡：通"赐"，赏赐。鞶（pán）：鞶带：官服大带。

朝：一天。褫（chǐ）：剥夺。

《象》曰：以讼受服，亦不足敬也。

【释文】

《象》说：因为打官司获得官服，没有什么可以值得尊敬的。

第七卦　师　　卦

师：贞，丈人吉，无咎。

【释文】

《师卦》：正固，对于大人来说吉祥，没有什么灾难。

师：军队，战争。

丈人：大人。

《象》曰：师，众也；贞，正也；能以众正，可以王矣；刚中而应，行险而顺，以此毒天下，而民从之，吉又何咎矣。

【释文】

《象》说：师，人多；正固，坚持正道；能够带领众人走上正道，可以称王天下了；阳爻（九二）居中有（六五）正应，行于险道还能顺利，用这种方法统治天下人，而百姓跟从他，吉祥又有什么灾难呢。

毒：使之毒，引申为引领，统治。

《象》曰：地中有水，师；君子以容民畜众。

【释文】

《象》说：上卦为坤为地，下卦为坎为水，《师卦》的卦象就是"地中有水"；君子由此领悟，要宽容百姓，蓄养众人。

　　容民：宽容百姓。畜，通"蓄"。畜众：蓄养百姓。

　　初六，师出以律，否臧凶。

【释文】

　　初六，出师征战必须要有严明的纪律，军纪不好将有凶祸。

　　律：纪律。

　　臧：善，好。否臧：（军纪）不好。

　　《象》曰：师出以律，失律凶也。

【释文】

　　《象》说：出师征战必须要有严明的纪律，失去纪律就有凶祸。

　　九二，在师中，吉，无咎；王三锡命。

【释文】

　　九二，在军中任统帅，持中不偏，吉祥，不会有什么灾祸；君王多次嘉奖。

　　锡：同"赐"。三锡命：分别为受职、受服、受位，三大类嘉奖。

　　《象》曰：在师中吉，承天宠也；王三锡命，怀万邦也。

【释文】

　　《象》说：在军中任统帅吉祥，是因为受到上天（君王）的宠幸；君王多次嘉奖，是为了使万国均来臣服。

　　天宠：上天（君王）的宠爱。

　　怀：胸怀。万邦：万国。

　　六三，师或舆尸，凶。

【释文】

　　六三，打仗时车子载回尸体，凶险。

　　舆：此为动词，车载。

　　《象》曰：师或舆尸，大无功也。

【释文】

　　《象》说：打仗时车子载回尸体，（战败）没有任何功绩。

　　六四，师左次，无咎。

【释文】

　　六四，率军撤退驻扎多日，没有什么灾难。

　　左：撤退。次：军队驻扎一个晚上称为"舍"，再宿为"信"，过信为"次"。

《象》曰：左次无咎，未失常也。

【释文】

《象》说：率军撤退驻扎多日，表示没有失常。

六五，田有禽，利执言，无咎；长子帅师，弟子舆尸，贞凶。

【释文】

六五，打猎获得猎物（飞禽走兽），适宜坚持自己的观点（言论），没有灾难；委任长子为军中主帅（会打胜仗），委任弟子（为主帅）将打败仗，正固（坚持）将有凶祸。

田：田野，引申为打猎。

执言：坚持自己的观点。

帅：通"率"。帅师：担任军中统帅。

《象》曰：长子帅师，以中行也；弟子舆尸，使不当也。

【释文】

《象》说：委任长子为军中主帅，因居中持正，行为有法度，必然获胜；任弟子（为主帅）将打败仗，原因是用人不当。

使：使用，此处指用人。

上六，大君有命，开国承家，小人勿用。

【释文】

上六，天子颁布诏命，诸侯立国大夫成家，但小人不可重用。

大君：君王。命：命令。

开国：建立国家。承家：继承家业。

《象》曰：大君有命，以正功也；小人勿用，必乱邦也。

【释文】

《象》说：天子颁布诏命，按功劳公正封赏；小人不可重用，（因为重用小人）必然祸害国家。

功：分功行赏。

乱邦：祸害国家。

第八卦 比 卦

比：吉；原筮，元永贞，无咎；不宁方来，后夫凶。

【释文】

《比卦》：吉祥；考察占筮，开始即长久正固，没有灾难；从不安定中刚刚转变过来，后来者有凶祸。

比：亲近。

原：探索本源。

不宁：不安宁。方：刚刚，刚才。

后夫：后来者。

《彖》曰：比，吉也；比，辅也，下顺从也；原筮，元永贞，无咎，以刚中也；不宁方来，上下应也；后夫凶，其道穷也。

【释文】

《彖》说：比，吉祥；比，辅助；在下位的人都能顺从；考察占筮，开始即长久正固，没有灾难，因为九五阳爻在正中间的刚位（阳位）；从不安定中刚刚转变过来，因为上下相应；后来者有凶祸，他的路已经走到尽头。

辅：辅助。

《象》曰：地上有水，比；先王以建万国，亲近诸侯。

【释文】

《象》说：下卦为坤为地，上卦为坎为水，《比卦》的卦象为地上有水；先王由此领悟要封建万国，亲近诸侯。

初六，有孚比之，无咎；有孚盈缶，终来有它吉。　

【释文】

初六，以诚信亲近，没有灾难；诚信有如瓦缸装满，结局会有另外的吉祥。

缶：瓦缸。盈缶：充满瓦缸。

《象》曰：比之初六，有它吉也。

【释文】

《象》说：比卦的初六爻，有另外的吉祥。

六二，比之自内，贞吉。　

【释文】

六二，发自内心亲近，正固吉祥。

自内：发自内心。

《象》曰：比之自内，不自失也。

【释文】

《象》说：发自内心亲近，说明没有偏离正道。

六三，比之匪人。　

【释文】

六三，亲近不是合适的人。

《象》曰：比之匪人，不亦伤乎？

【释文】

《象》说：亲近不是合适的人，不也是很受伤吗？

六四，外比之，贞吉。

【释文】

六四，向外亲近，正固吉祥。

《象》曰：外比于贤，以从上也。

【释文】

《象》说：向外亲近贤人，跟随上位者（九五）。

上：六四的上位是九五。

九五，显比；王用三驱，失前禽；邑人不诫，吉。

【释文】

九五，表现亲近；君王围猎从三面驱赶，任随前面的禽兽逃脱，国中的人没有戒惧，吉祥。

显：外现，表现。

三驱：三面（后左右）驱赶。

《象》曰：显比之吉，位正中也；舍逆取顺，失前禽也；邑人不诫，上使中也。

【释文】

《象》说：表现亲近的吉祥，是因为处于正当位置；舍去违背者获得顺从者，任随向前逃跑的禽兽逃脱；国中的人没有戒惧，君王的命令是中正的。

逆：违背。舍：舍弃。逆舍：舍弃违背者。

取：获取。顺：顺从。取顺：获取顺从者。

上使：君王的命令。中：恰当，中规中矩。

上六，比之无首，凶。

【释文】

上六，要亲近但没有开始的机会，凶险。

无首：没有开始。

《象》曰：比之无首，无所终也。

【释文】

《象》说：要亲近但没有开始的机会，没有好的结果。

终：好的结果。

第九卦　小　畜　卦

小畜：亨；密云不雨，自我西郊。
【释文】
《小畜卦》：亨通；浓云密布，但还没有下雨，云气是从我的西郊吹过来。
小畜：小有积蓄。
雨：下雨。
自：从。自我西郊：从我的西郊（吹过来）。

《彖》曰：小畜，柔得位而上下应之，曰小畜；健而巽，刚中而志行，乃亨；密云不雨，尚往也；自我西郊，施未行也。
【释文】
《彖》说：以小畜大，阴爻得到六四的位置，上下五个阳爻都与之呼应，称为小畜。下卦为乾为健，上卦为巽为顺，九二、九五阳爻在中间，志于行动，于是就亨通。浓云密布，但还没有下雨，适宜前往。从西郊而来，是因为还没有下雨。
得位：得到恰当的位置。

《象》曰：风行天上，小畜；君子以懿文德。
【释文】
《象》说：上卦为巽为风，下卦为乾为天，《小畜卦》的卦象是风飘行天上；君子由此领悟，要美化自己的文采与道德。
懿：美化。文：文采。德：道德。

初九，复自道，何其咎？吉。
【释文】
初九，自己从原路返回，哪里会有什么灾害呢？吉祥。
复：回返。自道：原来的路。

《象》曰：复自道，其义吉也。
【释文】
《象》说：自己从原路返回，其行为合宜，因而吉祥。

九二，牵复，吉。
【释文】
九二，被牵引着从原路返回，吉祥。
牵：牵引。

《象》曰：牵复在中，亦不自失也。

【释文】

《象》说：在中间位置被人牵引着回来，也就不算失去自身的立场。

九三，舆说辐，夫妻反目。

【释文】

九三，车轮辐条散落解体，夫妻不和（离异）。

说：通"脱"。辐：车辐。

《象》曰：夫妻反目，不能正室也。

【释文】

《象》说：夫妻不和（离异），是因为不能端正家庭关系。

正：端正。室：家室，家庭。

六四，有孚；血去惕出，无咎。

【释文】

六四，有诚信；忧愁去除，恐惧消失，没有灾难。

血：通"恤"（xù），忧愁。去：消失。血去：忧愁消失。

惕：戒惧，恐惧。出：消失。惕出：恐惧消失。

《象》曰：有孚惕出，上合志也。

【释文】

《象》说：有诚信；忧愁去除，是因为心意与上位者相合。

上：六四的上位者为九五。

九五，有孚挛如，富以其邻。

【释文】

九五，有诚信，团结一致，与邻居一起富裕。

挛如：牵紧、拽紧的样子。

富：富裕。邻：邻居。

《象》曰：有孚挛如，不独富也。

【释文】

《象》说：有诚信，团结一致，不独自富贵。

上九，既雨既处，尚德载；妇贞厉，月几望；君子征凶。

【释文】

上九，下了雨，雨停了，高尚的道德满载；妇人正固有危险，月亮就要满盈；君子出外远行有凶险。

 既：已经。处：停止。

 尚德：高尚的道德。载：满载。

 几：近乎。望：满月。

《象》曰：既雨既处，德积载也；君子征凶，有所疑也。

【释文】

《象》说：下了雨，雨停了，道德积累；君子出外远行有凶险，有所疑虑。

第十卦 履 卦

履：履虎尾，不咥人，亨。

【释文】

《履卦》：踩到老虎尾巴，老虎没有咬人，亨通。

 履：踩。虎：老虎。

 咥（dié）：咬。

《彖》曰：履，柔履刚也；说而应乎乾，是以履虎尾，不咥人，亨；刚中正，履帝位而不疚，光明也。

【释文】

《彖》说：履卦下卦为兑，兑卦阴（柔）爻在刚位（三的位置）；因其用喜悦得体的态度与上方阳刚的乾卦相应，因而即使是踩到了老虎的尾巴，但老虎不咬人，亨通。刚爻（九五）的位置既中且正，处于帝王之位，没有过错，正大光明。

 说：通"悦"，喜悦。

 应乎乾：与乾卦相应。

 刚：阳爻。中：中间。正：阳爻在阳位。刚中正：阳爻处于九五正中位置。

《象》曰：上天下泽，履；君子以辩上下，定民志。

【释文】

《象》说：上卦为乾为天，下卦为兑为泽，履卦的卦象就是上卦为天下卦为泽；君子由此领悟要分清上下尊卑名分，以安定百姓的心意。

 辩：通"辨"，辨别、分清。

 上下：指名、位的高低，如君臣、长幼、尊卑。

 定：安定。志：心意，志向。

初九，素履往，无咎。

【释文】

初九，穿着朴素无华的鞋子（按符合自身身份的礼仪）前往，没有灾难。

素：本色的生帛，即没有染色，引申为本色、本质。履：鞋。

素履往：比喻人以简单质朴之态度行事。

《象》曰：素履之往，独行愿也。

【释文】

《象》说：按合适的礼仪前往，要按自己的心愿前往。

独：与他人不同。行：实践。愿：心愿。独行愿：按自己的方式去实现心愿。

九二，履道坦坦，幽人贞吉。

【释文】

九二，行走的道路平坦宽广，幽居者正固吉祥。

履道：行走的道路。

幽人：隐士、隐居之人，引申指恬淡之人。

《象》曰：幽人贞吉，中不自乱也。

【释文】

《象》说：幽居者正固吉祥，居中（遵循礼制而行）而心意不乱。

中：处于中位，引申为遵循礼制。

自：自己。乱：失了常态。不自乱：心意不乱。

六三，眇能视，跛能履；履虎尾咥人，凶；武人为于大君。

【释文】

六三，眼睛有疾而能看，腿跛了还能走；踩到老虎尾巴上，老虎会咬人，凶险；武士为君主效劳。

眇（miǎo）：古通"渺"，瞎眼。

跛：瘸，指腿或脚有毛病。

武人：武士。为于：效力于。大君：君王。

《象》曰：眇能视，不足以有明也；跛能履，不足以与行也；咥人之凶，位不当也；武人为于大君，志刚也。

【释文】

《象》说：眼睛有疾而能看，不足以看清事物；腿跛了还能走，不足以远行；老虎咬人的凶险，因为处于不恰当的位置；武士为君主效劳，志向坚定。

九四，履虎尾，愬愬，终吉。

【释文】

九四，踩到老虎的尾巴，谨慎小心，最终吉祥。

愬愬（shuò shuò）：恐惧的样子。

《象》曰：愬愬终吉，志行也。

【释文】

《象》说：保持恐惧谨慎的态度，终将获得吉祥，是因为心意是向前行的。

九五，夬履，贞厉。

【释文】

九五，坚决履行，正固危险。

夬：通"决"，坚决。

《象》曰：夬履贞厉，位正当也。

【释文】

《象》说：坚决履行，处于恰当的位置。

九五爻为阳爻居刚位，居中且正，为全卦最佳位置。

上九，视履考祥，其旋元吉。

【释文】

上九，看看走过的路，详细察看吉凶祸福，回顾反思大为吉祥。

视：审视。考：考察。祥：吉凶祸福。

旋：旋转，指转身向下，回顾反思。

元吉：大吉。

《象》曰：元吉在上，大有庆也。

【释文】

《象》说：最上面最为吉祥，大有喜庆。

第十一卦　泰　　卦

泰：小往大来，吉，亨。

【释文】

《泰卦》：阴爻前往，阳爻来到，吉祥，亨通。

泰：通达。

小：阴爻。往：从近去远。大：阳爻。来：由远而近。小往大来：指阴消阳长。

《象》曰：泰，小往大来，吉，亨；则是天地交而万物通也，上下交而其志同也；内阳而外阴，内健而外顺，内君子而外小人；君子道长，小人道消也。

【释文】

《象》说：泰卦，阴消阳长，吉祥，亨通；泰卦之象是天地相交，万物相通；坤在上而欲下，乾在下而欲上，乾与坤的心意相向而行，志同道合；内卦为乾为阳，外卦为坤为阴，乾卦刚健坤卦柔顺，乾在内象征君子，坤在外象征小人；乾在内三阳爻成长壮大，坤在外三阴爻逐渐消亡，君子之道逐渐壮大，小人之道逐渐消亡。

上下：指上卦与下卦，引申可指位分的高低，如君臣、尊卑、长幼。

内外：指内卦与外卦，同上下之意。

《象》曰：天地交，泰；后以财成天地之道，辅相天地之宜，以左右民。

【释文】

《象》说：《泰卦》的卦象为乾（天）下坤（地）上，地气上升，天气下降，天地之气相互交融，这是通泰之象；君主要根据天地运行的法则来设计制度，然后配合天地运行的规律与之相应，借此来引导百姓。

后：君主、帝王。

财：通"裁"，裁定、裁制。道：法则、规律。

辅相：辅助，相助。宜：适宜，合宜。左右：支配，引导。

初九，拔茅，茹以其汇，征吉。

【释文】

初九，拔起茅草，根茎牵引相连，可以同类相聚，向前推进而吉祥。

茅：白茅，一种多年生草本植物。

茹：互相牵引的样子。以：及。汇：同类。

《象》曰：拔茅征吉，志在外也。

【释文】

《象》说：拔起茅草，向前推进而吉祥，其志向在外。

九二，包荒，用冯河，不遐遗，朋亡，得尚于中行。

【释文】

九二，包容广大，徒步涉水过河；不因遥远而遗忘，不结党营私，其不偏不倚的中正行为得到推崇。

包：包容。荒：广大。

冯（píng）：通"凭"，凭借。用冯河：徒步涉水过河。

遐（xiá）：远。遗：弃。不遐遗：指不遗弃偏远之地的人才。

朋：共同利益者。朋亡：不拉帮结派，不结党营私。

尚：崇尚。中行：中正的行为。

《象》曰：包荒，得尚于中行，以光在也。

【释文】

《象》说：包容广大，不偏不倚的中正行为得到推崇，说明自己光明正大。

九三，无平不陂，无往不复；艰贞无咎，勿悔恤其孚，于食有福。

【释文】

九三，没有只是平坦而没有斜坡的（道路），没有只前往而不返回的（行程）；在艰难困苦中坚守正念不会有灾难，不用担心，保持诚信，在食禄方面有福可享。

陂（pō）：斜坡，倾斜不平。

恤（xù）：担心。

《象》曰：无往不复，天地际也。

【释文】

《象》说：没有只前往而不返回的，是因处于天地（乾卦与坤卦）交接处。

六四，翩翩不富以其邻，不戒以孚。

【释文】

六四，轻松而不靠财富就得到邻居的支持，因诚信而不必戒备。

翩翩：飞行轻快。邻：邻居。

《象》曰：翩翩不富，皆失实也；不戒以孚，中心愿也。

【释文】

《象》说：轻松而不靠财富，是因为失去实质；因诚信而不必戒备，是因为内心愿望如此。

六五，帝乙归妹，以祉元吉。

【释文】

六五，商代帝王乙嫁出自己的女儿，以此得福，最为吉祥。

帝乙：（？—前1076），子姓，名羡，商王文丁（《史记》作"太丁"）之子，商朝第二十九任君主，其子帝辛（商纣王）。

归：女人出嫁。妹：女儿。归妹：嫁女。

祉（zhǐ）：福祉。

《象》曰：以祉元吉，中以行愿也。

【释文】

《象》说：以此得福，最为吉祥，是因为（六五）位置居中实现了心愿。

上六，城复于隍，勿用师，自邑告命，贞吝。

【释文】

上六，城墙倒塌在久已干涸的壕沟里，不可进行战争，封地请命，不要用兵，正固将有困难。

隍：没有水的城壕。

用师：使用军队作战。

邑：指古代诸侯分给大夫的封地。告命：请求命令。

《象》曰：城复于隍，其命乱也。

【释文】

《象》说：城墙倒塌在久已干涸的壕沟里，其命令错乱了。

上六是泰卦的最后一爻，泰卦已经走到了最后，安泰的局面将要结束，即将来临的是不安泰的局面。物极必反，这是万物发展的规律。

第十二卦 否 卦

否：否之匪人，不利君子贞；大往小来。

【释文】

《否卦》：否卦违背常态，不利于君子正固。阳爻（大人）离去，阴爻（小人）来到（或阳消阴长）。

否（pǐ）：闭塞不通。

匪：通"非"，否定之意。人：通"仁"，正义、恰当。匪人：违背常态。

《象》曰：否之匪人，不利君子贞，大往小来；则是天地不交而万物不通也，上下不交而天下无邦也；内阴而外阳，内柔而外刚，内小人而外君子；小人道长，君子道消也。

【释文】

《象》说：否卦违背常态，不利于君子正固，阳消阴长；这是指天与地不相交接而万物不交流通达，上位者与下位者不相往来，天下没有邦国的辅佐；内卦为坤为阴，外卦为乾为阳，内柔而外刚，亲小人而远君子；小人当道，君子退让。

《象》曰：天地不交，"否"；君子以俭德辟难，不可荣以禄。

【释文】

《象》说：《否卦》的卦象为坤（地）下乾（天）上，天与地不相交融，故否塞不通；君子应勤俭修德，避开灾难，不能以禄位来显耀自己。

俭德：以俭为德。

辟：通"避"。辟难：回避灾难。

荣以禄：禄为古代官吏的俸给，荣以禄指以禄为荣。

初六，拔茅，茹以其汇，贞吉，亨。

【释文】

初六，拔起茅草，只见它们的根连在一起，正固吉祥，亨通。

茹：根互相牵连的样子。

《象》曰：拔茅贞吉，志在君也。

【释文】

《象》说：拔起茅草，正固吉祥，是因为（初六的）心意在君王身上。

君：君王，此处指处于君位的九五。

六二，包承，小人吉；大人否亨。

【释文】

六二，包容承载，小人吉祥；大人痞塞不通达。

包：包容。承：承载。

《象》曰：大人否亨，不乱群也。

【释文】

《象》说：大人痞塞不通达，因为没有扰乱（小人的）同类（也有理解为不为小人的同类所乱）。

六三，包羞。

【释文】

六三，承受全部羞辱。

《象》曰：包羞，位不当也。

【释文】

《象》说：承受全部羞辱，是因为（六三）位置不恰当。

九四，有命无咎，畴离祉。

【释文】

九四，有天命无灾难，众人依附而得福。

命：天命。

畴：类，同类。

离：附着，依附。祉：福祉。

《象》曰：有命无咎，志行也。

【释文】

《象》说：有天命无灾难，（九四的）心意可以实行。

九五，休否，大人吉；其亡其亡，系于苞桑。

【释文】

九五，闭塞不通的局面将要终止，大人吉祥；将要灭亡了，将要灭亡了，系在大桑树上。

休：终止。

苞桑：大桑树。

《象》曰：大人之吉，位正当也。

【释文】

《象》说：大人吉祥，（是因为）九五居中且正，正当其位。

上九，倾否；先否后喜。

【释文】

上九，否塞不通将倾覆（闭塞不通的局面将发生天翻地覆的变化）；先闭塞不通，后喜悦（闭塞不通完全结束）。

《象》曰：否终则倾，何可长也！

【释文】

《象》说：否卦到了终点就会倾覆，有什么局面是可以长久不变的呢！

"否"时虽万物闭塞不通，但"否极泰来"是事物发展的必然规律。

第十三卦　同　人　卦

同人，同人于野，亨；利涉大川，利君子贞。

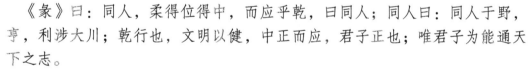

【释文】

《同人卦》：有相同志向的人们聚于旷野，亨通；有利于渡过大河，有利于君子正固。

同人：与人相同。野：指野外。

《象》曰：同人，柔得位得中，而应乎乾，曰同人；同人曰：同人于野，亨，利涉大川；乾行也，文明以健，中正而应，君子正也；唯君子为能通天下之志。

【释文】

《象》说：同人卦，六二阴爻居柔位居中间，而与上的乾卦（或所有的阳爻）相应，这就是同人。同人卦辞说："同人于野，亨，利涉大川。"是指乾卦健行，下离与上乾相应，君子端正；只有君子能了解天下人的心意。

乾行：即乾道（"天行健，君子以自强不息"）。

文明：指下面的"离卦"；健：指上面的"乾卦"。

文明以健：即内文明，外刚健。

中正而应：六二与九五均居中得正且相应。

唯：唯独。为：是，语气助词。通：通晓，理解。

《象》曰：天与火，同人；君子以类族辨物。

【释文】

《象》说：上卦为乾为天，下卦为离为火，同人卦的卦象就是天下有火；天在高处，火势熊熊而上（均有向上之意），天与火志向相同，君子要明辨族群，归类事物。

类族：分别族群。

辨物：辨别事物。

初九，同人于门，无咎。

【释文】

初九，一出门就遇到志同道合的朋友，不会有什么灾祸。

门：门外。

《象》曰：出门同人，又谁咎也！

【释文】

《象》说：一出门便能与人志向相同，又有谁会责怪你呢？

咎：责备。

六二，同人于宗，吝。

【释文】

六二，只和本宗本派的人和睦相处，会有困难。

宗：宗族。吝：小有不顺。

《象》曰：同人于宗，吝道也。

【释文】

《象》说：仅仅聚同族于宗庙，这是引起麻烦的根源。

九三，伏戎于莽，升其高陵，三岁不兴。

【释文】

九三，把军队埋伏在密林草莽之中，占据附近的制高点瞭望，三年都不宜出兵打仗。

戎（róng）：军事，军队。莽：草莽。

升：由低向高移动。陵：大土山。

岁：年。兴：起，引申为发动。三岁不兴：三年不能出兵打仗。

《象》曰：伏戎于莽，敌刚也；三岁不兴，安行也？

【释文】

《象》说：把军队埋伏在密林草莽之中，是因为敌人力量强大；三年都不宜出兵打仗，（是因为敌我力量相差悬殊）怎么敢冒险轻进呢？

安：通"焉"，岂能，怎能。

九四，乘其墉，弗克攻，吉。

【释文】

九四，占领城墙却不进攻，吉祥。

乘：占领。墉：城垣，城墙。

弗：不。克：胜，指攻下，战胜。攻：进攻，攻打。

《象》曰：乘其墉，义弗克也，其吉，则困而反则也。

【释文】

《象》说：占领了城墙，合乎正义的做法是不发动进攻，其中的吉祥，在于围困敌方，使其返回到正道。

义：合乎正义。

则：就是。困：围困。反则：反归其法则。

九五，同人，先号咷，而后笑，大师克相遇。

【释文】

九五，聚合众人，先大声痛哭，后来破涕为笑，大军作战告捷能够汇合。

号咷：同"号啕"，放声大哭。

师：军队。克：攻克。

《象》曰：同人之先，以中直也；大师相遇，言相克也。

【释文】

《象》说：聚合众人的前提，是（九五）居中而正直；大军相遇，说的是可以战胜。

上九，同人于郊，无悔。

【释文】

上九，与人和同于郊外，没有后悔。

《象》曰：同人于郊，志未得也。

【释文】

《象》说：与人和同于郊外，心意未能实现。

第十四卦 大 有 卦

大有：元亨。

【释文】

《大有卦》：非常亨通。

元亨：大为通达。

《彖》曰：大有，柔得尊位，大中而上下应之，曰大有；其德刚健而文明，应乎天而时行，是以元亨。

【释文】

《彖》说：大有卦，唯一阴爻处于六五的尊贵位置，阴爻处尊位而居中，上下五个阳爻皆与之相应，称为大有；本卦卦德是内心刚健而外在文明，与天道相应而当下能够实行，因而开始就亨通。

柔：指位于六五的阴爻。尊位：指上五之位。

德：指全卦之德，是整个卦的内涵，也就是人们从整个卦中获得的精神力量。

刚健：指下卦（乾卦）之卦德——"天行健，君子以自强不息"。

文明：指上卦（离卦）之卦德，为火为日，有照亮、光明的意思，引申为文明。

《象》曰：火在天上，大有；君子以遏恶扬善，顺天休命。

【释文】

《象》说：上卦为离为火，下卦为乾为天，大有卦的卦象即是"火在天上"，也就是太阳在天上，一派光明，所以是"大有"；君子仿效此卦德，要阻止邪恶，颂扬善行，顺应上天的命令。

休：与"顺"相对，顺应。

初九，无交害，匪咎；艰则无咎。

【释文】

初九，不交往，也就没有因此带来的伤害，所以没有什么祸患；在艰苦中（坚守此道），才能免于灾祸。

交：交往。害：伤害。

匪：通"非"，无，没有。咎：过错。

《象》曰：大有初九，无交害也。

【释文】

《象》说：大有卦初九，不互相往来也就没有灾害。

九二，大车以载，有攸往，无咎。

【释文】

九二，用大车装载货物前往，没有什么灾祸。

大车以载：大车满载的样子。

《象》曰：大车以载，积中不败也。

【释文】

《象》说：用大车装载货物，积累财富很多，中规中矩，故不会失败。

积：积累财富。中：中规中矩。

九三，公用亨于天子，小人弗克。

【释文】

九三，王公受到天子的款待，平庸的人则不能胜任。

公：指王公、公侯。用亨：接受款待，也指"食君禄"，就是担任官职。

小人：普通百姓，与"大人"相对而言，是中性词。

弗：不能。克：胜任。

《象》曰：公用亨于天子，小人害也。

【释文】

《象》说：王公受到天子的款待，平庸的人（若担任如此重要的职务，其德不配位，必然发生变乱）成为祸害。

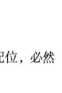

九四，匪其彭，无咎。

【释文】

九四，不仗着自己的盛大或强大（不功高震主），没有灾祸。

彭：彭大，引申为强盛。匪其彭：不仗着自己的强盛。

《象》曰：匪其彭，无咎，明辨晢也。

【释文】

《象》说：不仗着自己的盛大或强大，没有灾祸，明辨做事做人的道理，是明智的。

晢（zhé）：光明，引申为明智。

六五，厥孚交如，威如，吉。

【释文】

六五，诚信满满的样子，威严的样子，吉祥。

厥：文言代词，相当于"其"。

威如：威严的样子。

《象》曰：厥孚交如，信以发志也；威如之吉，易而无备也。

【释文】

《象》说：诚信满满的样子，是以诚信来引发他人的心意；威严样子的吉祥，以平易近人的态度不对人加以防备。

信：诚信。发：激发，引发。志：心意，志向。

易：平易。备：防备，戒备。

上九，自天佑之，吉无不利。

【释文】

上九，上天保佑，吉祥而无不利。

自：表示事情的发生符合情理，本句指顺应天道。

《象》曰：大有上吉，自天佑也。

【释文】

《象》说：大有卦上九爻吉祥，是因为顺应天道而得到上天保佑。

第十五卦　谦　卦

谦：亨，君子有终。

【释文】

《谦卦》：通达顺利，君子有善终。

有终：有好的结局。

《象》曰：谦亨；天道下济而光明，地道卑而上行；天道亏盈而益谦，地道变盈而流谦，鬼神害盈而福谦，人道恶盈而好谦；谦尊而光，卑而不可逾；君子之终也。

【释文】

谦卦通达；天之道是向下施与，为万物播洒光明，大地位置低下却承载万物向上生长；上天之道是减损盈满者而增益谦虚者，大地之道是改变盈满者而流向谦虚者，鬼神之道是损害盈满者而赐福谦虚者，人伦之道是厌恶自满者而喜好谦虚者；谦虚的人若高居尊位则更加充满光辉，（即使）处下位他人也难以超越，故君子应该始终保持谦虚的美德。

济：本意是过河、渡过，引申为对困苦的人加以帮助，（对事情）有益。

卑：位置低，（地位）低下。

亏：减损。盈：满。益：增益。

逾：越过，超过。

《象》曰：地中有山，谦；君子以裒多益寡，称物平施。

【释文】

《象》说：下卦为坤为大地，上卦为艮为高山，谦卦的卦象为高山隐藏于大地中之象（象征高才美德隐藏于心中而不外露，所以称作谦）；君子由此领悟要损多益少，衡量事物，取长补短，使其平均。

裒（póu）：取出，减少。益：增加。裒多益寡：取出多余，补益不足。

称：称量。平：平衡。称物平施：称此物之多少，均平而施。

初六，谦谦君子，用涉大川，吉。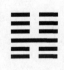

【释文】

初六，谦虚而又谦虚的君子，可以渡过大河（指能够克服困难），吉祥。

谦谦：是指谦虚而又谦虚，特别谦虚。

《象》曰：谦谦君子，卑以自牧也。

【释文】

《象》说：谦虚而又谦虚的君子，即使处于卑微的地位，也能以谦虚的态度自我约束。

牧：统治、管理。

六二，鸣谦，贞吉。

【释文】

六二，谦虚的美名远扬四方，正固（坚持正道）吉祥。

鸣：宣扬、传播。

《象》曰：鸣谦，贞吉，中心得也。

【释文】

《象》说：谦虚的美名远扬四方，正固吉祥，是因为心守正道得到的吉祥（六二阴爻居下卦中间，以中正获得的名声）。

九三，劳谦君子，有终，吉。

【释文】

九三，有功劳而又谦虚的君子，有好的结果，吉祥。

劳：功劳。

《象》曰：劳谦君子，万民服也。

【释文】

《象》说：有功劳而又谦虚的君子，为天下百姓服务。

万民：天下百姓。服：服务。

六四，无不利，㧑谦。

【释文】

六四，没有任何不吉利，要将谦虚发扬光大。

㧑（huī）：通"挥"，发挥。

《象》曰：无不利，㧑谦，不违则也。

【释文】

《象》说：没有任何不吉利，要将谦虚发扬光大，不违背谦虚亨通的规则。

违则：违背原则。

六五，不富以其邻，利用侵伐，无不利。

【释文】

六五，（身处君位）但不骄贵，对其臣下（邻）亦是谦虚，有利于用来讨伐（不服从者），没有不吉利。

其邻：他的邻居，如考虑六五为君位，也可指其臣子。不富以其邻：不以其邻而富，此处可理解为对臣下谦和。

侵伐：指兴兵越境讨罪；进攻他国。

《象》曰：利用侵伐，征不服也。

【释文】

《象》说：有利于用来讨伐，征讨那些不服从者。

不服：不服从，不听话，此处指不服从的外邦。

上六，鸣谦，利用行师，征邑国。

【释文】

上六，谦虚的美德名扬四方，有利于出兵征伐邻近的小国。

邑国：指诸侯的食邑封地。

《象》曰：鸣谦，志未得也；可用行师，征邑国也。

【释文】

《象》说：谦虚的美德名扬四方，心意尚未实现；有利于出兵征伐（骄横的）小国。

第十六卦　豫　　卦

豫：利建侯行师。

【释文】

《豫卦》：有利于建立诸侯伟业，有利于出师征战。

建侯：建立能够封侯的功业。行师：出师兴兵。

《象》曰：豫，刚应而志行，顺以动，豫；豫顺以动，故天地如之，而况建侯行师乎？天地以顺动，故日月不过，而四时不忒；圣人以顺动，则刑罚清而民服；豫之时义大矣哉。

【释文】

《象》说：豫卦，九四阳爻有五个阴爻与之呼应而心意得以实现，下卦为坤为顺，上卦为震为动，下卦顺从上面的震卦而动。豫卦顺势而动，所以天与地也如此，更何况建立侯王大业呢？天与地顺应时势而动，所以日月的运行不会失轨，而四时的次序也不会有偏差；圣人顺势而为，则刑罚清明而民众服从。豫卦依时而行的意义伟大啊！

刚应：指在豫卦之中，只有九四一个阳爻，统率其他五个阴爻，其他的阴爻顺应阳爻的心意行动。

志行：君子之志得以推行。

顺以动：顺应而动，指下卦（坤卦，代表柔顺）顺应上卦（震卦）而行动。

不过：不出现过错。

忒：差错。不忒：不出现差错。

《象》曰：雷出地奋，豫；先王以作乐崇德，殷荐之上帝，以配祖考。

【释文】

《象》说：上卦为震为雷，下卦为坤为地，豫卦的卦象为地上响雷，雷在地上轰鸣，使大地振奋起来，这就是大自然愉快高兴的表现。上古圣明的君主创制礼乐来推崇伟大的道德，再隆重地向上帝祭祀，也连带向祖先祭祀。

奋：本义就是鸟在田上振翅疾飞，引申而指一切积极进取的态度。

乐：五声八音总名，五声指宫、商、角、徵、羽五声，八音指丝、竹、金、石、匏、土、革、木等八种不同材质的乐器发出的声音；礼乐制度为周公所创，谓之周礼。

崇德：推崇德行。

殷：隆重，盛大。荐：本义草席，引申为进献、供奉。

配：在祭祀时指劝享、助享，这里指配享（飨）；古帝王祭天（上帝），以先祖为配享。

考：过世的父亲。祖考：祖先。

初六，鸣豫，凶。

【释文】

初六，响应愉悦，凶险。

鸣：发出声音，此处指响应。鸣豫：响应愉悦。

《象》曰：初六，鸣豫，志穷凶也。

【释文】

《象》说：初六爻，响应愉悦，志向丢失，凶险。

志穷：志向穷尽，引申为没有志向。

六二，介于石，不终日，贞吉。

【释文】

六二，耿介如磐石，不用一整天（就明白了豫卦的深刻道理），正固吉祥。

介：耿介。

终日：一天结束之时，指一整天。

《象》曰：不终日，贞吉，以中正也。

【释文】

《象》说：耿介如磐石，正固吉祥，因为六二居中且正。

六三，盱豫悔；迟有悔。

【释文】

六三，张目上视（向上谄媚），有后悔。行动迟疑，更加后悔。

盱（xū）：张目上视，引申为谄媚。

迟：迟缓，迟疑，犹豫不决。

《象》曰：盱豫有悔，位不当也。

【释文】

《象》说：张目上视有后悔，因为六三阴爻在刚位，位置不当。

九四，由豫，大有得；勿疑，朋盍簪。

【释文】

九四，由此产生愉悦，大有所获；毋庸置疑，朋友们会像头发汇聚于簪子一样，积聚在其周围。

盍（hé）：通"合"，合聚之意。簪（zān）：用来绾（wǎn）住头发的一种首饰。

《象》曰：由豫，大有得，志大行也。

【释文】

《象》说：由此而产生愉悦，大有所获，志向可以很好实现。

大行：很好实现。

六五，贞疾，恒不死。

【释文】

六五，正固会有疾病（有理解为占卜疾病），很长时间不死亡。

疾：疾病。

恒：恒久，长久。

《象》曰：六五贞疾，乘刚也；恒不死，中未亡也。

【释文】

《象》说：六五爻正固会有疾病，是因为六五阴爻在主爻九四之上；很长时间不死亡，因其仍处于中位，还没有到结束的时候。

乘：骑、坐。乘刚：阴爻居于阳爻之上。

上六，冥豫，成有渝，无咎。

【释文】

上六，在昏昧中耽于享乐，最后会出现改变，没有灾难。

冥：本意是幽暗不明，引申为头脑昏蒙、不明事理。

成：结果。渝：改变。

《象》曰：冥豫在上，何可长也？

【释文】

《象》说：在本卦的最上位，在昏昧中耽于享乐，这种欢乐愉悦怎能长久地保持呢？

第十七卦 随 卦

随：元亨，利贞，无咎。

【释文】

《随卦》：最为通达，有利于正固，没有过错。

《彖》曰：随，刚来而下柔，动而说，随；大亨贞无咎，而天下随时，随时之义大矣哉！

【释文】

《彖》说：随，阳爻从上九而下至初位（初九），下卦为震为动，上卦为兑为喜悦。非常通达，正固无过错，而天下万物随着时势而运行，随时的意义非常大啊！

刚来：随卦从否卦变来，否卦的上九下到初位，初六到上位（第六爻）而变为随卦。刚：指初九阳爻。来：从外卦到内卦称为"来"。

说：通"悦"，喜悦。

随时：顺应时势。

《象》曰：泽中有雷，随；君子以向晦入宴息。

【释文】

《象》说：上卦为兑为泽，下卦为震为雷，大泽中潜藏着雷，这就是随卦；君子由此领悟要顺应天时，傍晚时回家安静休息。

向：接近。晦：夜晚。宴：太阳下山，月亮尚未升起的时段。息：休息。

初九，官有渝，贞吉，出门交有功。

【释文】

初九，官员的职位有变化，正固吉祥，出门与人交往有功绩。

官：官员。渝：改变，此指升职。

出门：与居家相对，对于官员来说，可引申为密室交易。交：交往。功：功绩，业绩，功业。

《象传》曰：官有渝，从正吉也；出门交有功，不失也。

【释文】

《象》说：官员的职位有变化，是因为身在正位而吉祥；出门与人交往有功绩，因为没有过失。

六二，系小子，失丈夫。

【释文】

六二，同小人关系密切，失去君子。

系：维系，保持。小子：指初九，初九居下，为小，小子可引申为小人或道德水平低下的人。

丈夫：指九五，引申为大人或君子。

《象传》曰：系小子，弗兼与也。

【释文】

《象》说：选择与小人交往（失去君子），二者不能兼得。

弗：不。兼与：兼得。

六三，系丈夫，失小子；随有求得，利居贞。

【释文】

六三，追随君子，舍去小人；随从于君子，有求必得，应守固正道，才能有求必应。

《象传》曰：系丈夫，志舍下也。

【释文】

《象》说：追随君子，其心意舍弃下面（初九）。

下：初九。舍下：舍弃初九。

九四，随有获，贞凶；有孚在道以明，何咎。

【释文】

九四，跟随会有收获，正固会有凶祸。保持诚信，保持正道，是明智的，会有什么灾难呢？！

随：跟随，追随。获：收获。

孚：诚信。在道：保持在正道。明：明智。

《象传》曰：随有获，其义凶也；有孚在道，明功也。

【释文】

《象》说：跟随会有收获，跟随的意义凶险。保持诚信，保持正道，明智的功劳。

九五，孚于嘉，吉。

【释文】

九五，对美善之事保持诚信，吉祥。

嘉：美好。

《象传》曰：孚于嘉，吉；位正中也。

【释文】

《象》说：对美善之事保持诚信，吉祥；位置居中且正。

正：九五阳爻居刚位。中：九五居上卦之中。

上六，拘系之，乃从维之；王用亨于西山。

【释文】

上六，拘禁捆绑起来，使之依附于自己。君王在西山献祭。

拘系：囚禁，关押。

乃：后来，然后。维：用绳子捆起来，引申为拘禁。

西山：岐山，为周朝八百年王业的肇兴之地。王用亨于西山：君王在西山祭祀（拜祭天地和祖先）。

《象传》曰：拘系之，上穷也。

【释文】

《象》说：拘禁捆绑起来，到上六的位置已经是穷途末路了（失去民心）。

第十八卦　蛊　　卦

蛊：元亨，利涉大川；先甲三日，后甲三日。

【释文】

《蛊卦》：至为亨通，有利于渡过大河。在甲日的前三天，在甲日的后三天。

亨：通，通达，畅通。

大川：大江大河，喻指艰难险阻。

甲：甲为天干之首，其顺序为甲、乙、丙、丁、戊、己、庚、辛、壬、癸。

《彖》曰：蛊，刚上而柔下，巽而止；蛊元亨，而天下治也；利涉大川，往有事也；先甲三日，后甲三日，终则有始，天行也。

【释文】

《彖》说：蛊卦，初九阳爻到上位而成上九，上六下到初位而初六，下卦为巽，上卦为艮为止，这就是蛊卦。蛊卦非常通达，而天下可以治理好。有利于渡过大河，前往有事。在甲日前三天，后甲日三天，终结之后又有新的开始，这是天道的规律。

刚上而柔下：蛊卦由地天泰卦变化而来，泰卦的初九与上六交换而成山风蛊卦；泰卦初九到上位成为上九，故"刚上"，上六下到初的位置而成初六，故"柔下"。

天行：天指大自然，天行即大自然运行的规律。

《象》曰：山下有风，蛊；君子以振民育德。

【释文】

《象》说：上卦为艮为山，下卦为巽为风，蛊卦的卦象为山下有风；君子由此领悟要振作百姓，培育美德。

振：振作。民：百姓。振民：使百姓振作。

育德：培育美好道德。

初六，干父之蛊，有子，考无咎；厉终吉。

【释文】

初六，救治父辈留下的积弊，才是好儿子，过世的父亲没有过错；有危险，最终吉祥。

干：正也，匡正、纠正。

蛊：弊乱，弊病，弊端，积弊。

《象》曰：干父之蛊，意承考也。

【释文】

《象》说：救治父辈留下的积弊，其意是继承亡父的意愿。

承：继承。

考：亡父，引申为亡父的遗志。

九二，干母之蛊，不可贞。

【释文】

九二，救治母亲留下的积弊，不可正固。

母：母亲。

贞：正固。

《象》曰：干母之蛊，得中道也。

【释文】

《象》说：救治母亲留下的积弊，要符合中正之道。

道：方法。中道：适中、合宜的方法。

九三，干父之蛊，小有悔，无大咎。

【释文】

九三，救治父亲留下的积弊，有小的懊悔，没有大的危害。

悔：悔恨，懊悔。

《象》曰：干父之蛊，终无咎也。

【释文】

《象》说：救治父亲留下的积弊，最终不会有祸害。

六四，裕父之蛊，往见吝。

【释文】

六四，宽容对待父亲留下的积弊，接下来会有困难。

裕：宽容，宽裕。

《象》曰：裕父之蛊，往未得也。

【释文】

《象》说：宽容对待父亲留下的积弊，接下来不会有收获。

往：往前，继续。得：收获。

六五，干父之蛊，用誉。

【释文】

六五，救治父亲留下的积弊，可以受到赞誉。

誉：赞赏、嘉奖。用誉：受到赞赏。

《象》曰：干父用誉，承以德也。

【释文】

《象》说：救治父亲留下的积弊，以德继承。

承以德：即以德承，用美德继承。

上九，不事王侯，高尚其事。

【释文】

上九，不侍奉王侯，以高尚来要求自己的行为。

这句中有两个"事"：第一个"事"，为动词，侍奉；第二个"事"，为名词，行为。

《象》曰：不事王侯，志可则也。

【释文】

《象》说：不侍奉王侯，其志向可作为人们学习的准则。

志：志向。则：准则。

第十九卦 临 卦

临：元亨，利贞；至于八月有凶。

【释文】

《临卦》：最为通达，适宜正固；到了八月将有凶祸。

凶：凶险，祸害。

《象》曰：临，刚浸而长，说而顺，刚中而应，大亨以正，天之道也；至于八月有凶，消不久也。

【释文】

临卦阳爻逐渐增多成长，喜悦而柔顺，刚强者居中而相应，非常亨通而居正位，这是天的规律。到了八月将有凶祸，消退之期不久将要来到。

刚：阳爻，引申为刚强者，正义的力量。浸：渐也，渐渐。长：成长，发展。

说：通"悦"。说而顺：临卦的下卦为兑为喜悦，上卦为坤为柔顺，即临卦喜悦而柔顺。

八月：农历八月。农历十二个月分别对应的十二个消息卦：十一月（子月）复卦，十二月（丑月）临卦，一月（寅月）泰卦，二月（卯月）大壮卦，三月（辰月）夬卦，四月（巳月）乾卦，五月（午月）姤卦，六月（未月）遁卦，七月（申月）否卦，八月（酉月）观卦，九月（戌月）剥卦，十月（亥月）坤卦；八月观卦与临卦正好为覆卦关系，阴阳完全颠倒；临卦"元亨利贞"，都是吉祥的，其另一面（覆卦）就是不好的，也即"凶"。

消：阳消，指的是临卦的覆卦，观卦的阳爻消退。不久：不长久。

《象》曰：泽上有地，临；君子以教思无穷，容保民无疆。

【释文】

《象》说：临卦的下卦为兑为泽，上卦为坤为地，临卦的卦象为地在泽上。君子由此领悟，要教导思考而不懈怠，包容保护百姓而没有止境。

教：教导，教育。思：可以有两种理解，其一是"思考"，其二可理解为"斯"，如"思无邪"。

容：包容。保：保护，保育。疆：界限，尽头。无疆：没有止境。

初九，咸临，贞吉。

【释文】

初九，一起来临，正固吉祥。

咸：一起，全部。临：来临。

《象》曰：咸临，贞吉，志行正也。

【释文】

《象》说：一起来临，正固吉祥，其志向和行为都很正当。

志：志向或心意。行：行为，行为举止。正：符合正道。

九二，咸临，吉，无不利。

【释文】

九二，一起来临，吉祥，没有什么不利。

《象》曰：咸临，吉，无不利，未顺命也。

【释文】

《象》说：一起来临，吉祥，没有什么不利，不是靠顺从命运的安排来得到的。

顺：趋向同一方向，不违背，顺从。命：天命，命运。

六三，甘临，无攸利；既忧之，无咎。

【释文】

六三，以甘甜和柔的态度对待来临，没有什么获得；已经对此有所忧虑，就没有什么灾祸了。

甘：甘甜，此指阴爻对于即将到来的阳爻持欢迎态度。

忧：忧虑，此处可引申为"因忧而有所防范"。

《象》曰：甘临，位不当也；既忧之，咎不长也。

【释文】

《象》说：以甘甜和柔的态度对待来临，这是因为六三爻位置不当。但是，已经对此有所忧虑，灾祸就不会长久了。

位不当：六三阴爻居刚位，故言之。

六四，至临，无咎。

【释文】

六四，直接面对来临者，没有过错。

至：直接面对。六四与初九正应，表现出欢迎姿态。

《象》曰：至临，无咎，位当也。

【释文】

《象》说：直接面对来临者，没有过错，这是因为六四爻位置正当。

六五，知临，大君之宜，吉。

【释文】

六五，以明智态度对待来临者，这是伟大君主合宜表现，吉祥。

知：明智，此处指"六五"对待"九二"的态度正确。

大君："五"处尊位，为"君"。

《象》曰：大君之宜，行中之谓也。

【释文】

《象》说：伟大君主的合宜表现，这是说"六五"行中正之道。

中：中正。

上六，敦临，吉，无咎。

【释文】

上六，敦厚对待来临者，吉祥，没有危害。

敦：敦厚。

《象》曰：敦临之吉，志在内也。

【释文】

《象》说：敦厚对待来临者，其志向在内（国内的百姓）。

内：与"外"相对，内部，国内。

第二十卦　观　卦

观：盥而不荐，有孚颙若。
【释文】
《观卦》：祭祀开始时洗尽双手，心中充满真诚，十分肃穆的样子。
盥（guàn）：盥，通"灌"，祭祀时以酒灌地以迎接神灵。
荐：古代杀牲畜祭祀为荐。不荐：祭祀时不杀牲畜。
孚：真诚，诚信。
颙（yóng）若：庄严肃穆的样子。

《彖》曰：大观在上，顺而巽，中正以观天下；观，盥而不荐，有孚颙若，下观而化也；观天之神道，而四时不忒；圣人以神道设教，而天下服矣。
【释文】
《彖》说：观卦阳爻在上位观察，下卦为坤为柔顺，上卦为巽为顺利，观卦中的"六二""九五"既中且正，以此心态来观察天下的人。观，祭祀开始时洗尽双手，心中充满真诚，十分肃穆的样子，老百姓仰观时就受到教化。观察上天神妙的法则，而四季不会偏差；圣人以神妙的法则来设立教化，而天下之人信服。
神道：神秘的自然规律。
四时：春、夏、秋、冬四季。
忒（tè）：差错，偏差。

《象》曰：风行地上，观；先王以省方观民设教。
【释文】
《象》说：上卦为巽为风，下卦为坤为地，观卦的卦象为风吹拂于地上而遍及万物；先代君王仿效风吹拂于地而遍及万物的方式，巡视四方，观察民情，设立教化。
省（xǐng）：省察，巡察。教：教化。

初六，童观，小人无咎，君子吝。
【释文】
初六，像蒙童一样观察事物，对小人来说不会有害处，但对君子来说有困难。
童：幼童，需要启蒙的人。

《象》曰：初六，童观，小人道也。
【释文】
《象》说：初六，像蒙童一样观察事物，此时为小人当道。
小人：年龄小的人，此处引申为道德水平低或能力差的人。

六二，窥观，利女贞。

【释文】

六二，由隐蔽处观看事物，利于女子正固。

窥（kuī）：从小孔、缝隙或隐蔽处偷看。

女贞：女子保持节操，坚持正道。

《象》曰：窥观，女贞，亦可丑也。

【释文】

《象》说：由隐蔽处观看事物，利于女子正固，（对于君子来说）这样的行为就丢丑了。

丑：丑陋。可丑：被认为是丑陋。

六三，观我生，进退。

【释文】

观察我的民众以决定进退（政策调整）。

我：与"他"相对。生：生灵百姓。我生：我国的百姓。

进退：可引申为面向百姓的政策调整。

《象》曰：观我生，进退，未失道也。

【释文】

《象》说：观察我的民众以决定进退，没有失去原则。

六四，观国之光，利用宾于王。

【释文】

六四，观察国家政教光辉，适宜从政追随君王。

国：国家。光：光辉。国之光：国家的政教光辉。

宾：动词，成为座上宾，引申为效力、上辅君王。

《象》曰：观国之光，尚宾也。

【释文】

《象》说：观察国家政教光辉，崇尚贤士。

尚：崇尚，礼尚。宾：名词，贤士，有才能的人。

九五，观我生，君子无咎。

【释文】

九五，观察国民的情况，君子不会有灾祸。

《象》曰：观我生，观民也。

【释文】

《象》说：观察国民的情况，体察民情。

上九，观其生，君子无咎。

【释文】

上九，观察他（九五）的百姓，君子没有灾祸。

《象》曰：观其生，志未平也。

【释文】

《象》说：观察他的百姓，其心意不得安定。

平：平静，安定。

第二十一卦　噬　嗑　卦

噬嗑：亨，利用狱。

【释文】

《噬嗑卦》：亨通，适用判决争讼。

噬（shì）：咬。嗑（hé）：闭合。噬嗑：咬合。

狱：本义为两犬相咬，此处为争讼，引申为判决争讼。

《彖》曰：颐中有物，曰噬嗑；噬嗑而亨，刚柔分，动而明，雷电合而章；柔得中而上行，虽不当位，利用狱也。

【释文】

《彖》说：噬嗑的卦象是颐卦中有一物（九四）；咬断（嘴里的东西）就通达，阳卦与阴卦分开，下卦为震为动为雷，上卦为离为火为光明，雷声与光电相合而彰显一切。六五阴爻是从初位上行的，虽然位置不当，可以用来判决诉讼。

颐：鼻下至下颚以上的部位，此处指嘴巴。

章：彰，彰显。

不当位：本卦由否卦变化而来，否卦的初六到本卦的五之位，阴爻在阳位，故称不当位。

《象》曰：雷电，噬嗑；先王以明罚敕法。

【释文】

《象》说：下卦为震为雷，上卦为离为电，噬嗑卦的卦象为雷电交加，就像咬合一样；古代帝王效法这一现象，明辨刑罚，端正法令。

明罚：辨明刑罚规定。

敕（chì）：正也。敕法：端正法令。

初九，屦校灭趾，无咎。

【释文】

初九，足戴刑具，遮住脚趾，没有灾祸（受刑到此为止）。

屦（jù）：本意为鞋，这里指套上。校（jiào）：木制刑具。

灭：遮盖。趾：脚趾。

《象》曰：屦校灭趾，不行也。
【释文】
《象》说：足戴刑具，遮住脚趾，不能行动。

六二，噬肤，灭鼻，无咎。

【释文】
六二，咬到连着皮的肥肉，鼻子没有了，没有灾祸。
肤：带皮的肉。

《象》曰：噬肤，灭鼻，乘刚也。
【释文】
《象》说：咬到连着皮的肥肉，鼻子没有了，其原因是本爻六二在初九之上。

六三，噬腊肉，遇毒；小吝，无咎。

【释文】
六三，吃到腊肉，遇到毒物，小有困难，没有灾祸。
毒：毒物。

《象》曰：遇毒，位不当也。
【释文】
《象》说：遇到毒物，六三阴爻居阳位，居位不正当。

九四，噬干胏，得金矢；利艰贞，吉。

【释文】
九四，吃到带骨头的干肉，得到黄金箭头；有利于在艰难中正固，吉祥。
胏（zǐ）：带骨头的肉。
金矢：黄金箭头。
艰：艰难。贞：坚守正固。

《象》曰：利艰贞，吉，未光也。
【释文】
《象》说：有利于在艰难中正固，吉祥，其作为不够光明。
光：光明。

六五，噬干肉，得黄金；贞厉，无咎。

【释文】
六五，吃干肉，得到了黄金；正固有危险，但没有祸难。

《象》曰：贞厉，无咎，得当也。

【释文】

《象》说：正固有危险，但没有祸难，是因为位置得当。

上九，何校灭耳，凶。

【释文】

上九，肩负重枷，失掉耳朵，有凶祸。

何：同"荷"，负荷，肩负，套上。校：木枷。何校：套上枷锁。

灭：消失。

《象》曰：何校灭耳，聪不明也。

【释文】

《象》说：肩负重枷，失掉耳朵，耳不聪目不明。

聪：耳聪。明：眼明。聪不明：听力与视力都有问题。

第二十二卦　贲　　卦

贲：亨，小利有攸往。

【释文】

《贲卦》：亨通，小的方面适宜有所前往（不利大事与大人）。

贲（bì）：文饰，装饰。

《彖》曰：贲，亨，柔来而文刚，故亨；分刚上而文柔，故小利有攸往，天文也；文明以止，人文也；观乎天文，以察时变；观乎人文，以化成天下。

【释文】

《彖》说：贲卦亨通，上六来到二位成六二，柔顺者来文饰阳刚者，故亨通。分开刚强者，刚强者上来文饰柔顺者，故有利于小的一方，这是合乎自然界的文饰；以明文的方式规范人的行为，这是人间的文饰。观察自然界的文饰，可以探知时序的变化；观察人间的文饰，可以教化成就天下的人。

柔：阴爻，此指六二。文：文饰。刚：阳爻。

分刚：贲卦由地天泰卦的上六与九二对调变化而来，泰卦下三爻为阳，上三爻为阴，上六来到二的位置，下卦的三个阳爻就分开了，故"分刚"。泰卦的九二转为上九，故"刚上"，泰卦的上六下来成为六二，故"柔来"。

天：上天，自然界。天文：自然界的文饰。

文：纹路，引申为规则。明：明示。文明：将制定的规则明示、公告。止：停止，引申为规范。

察：观察，了解。

化：教化。成：成就。化成：教化成就。

天下：天下人。

《象》曰：山下有火，贲；君子以明庶政，无敢折狱。

【释文】

《象》说：上卦为艮为山，下卦为离为火，贲卦的卦象为山下燃烧着火焰；君子由此领悟要明察天下政务，不敢误判诉讼。

明：明察。庶（shù）：众多，百姓。庶政：涉及百姓利益的政策。

无敢：不敢。

折（shé）：折断，此引申为损毁法制公正。狱：判断诉讼。

初九，贲其趾，舍车而徒。

【释文】

初九，装饰自己的脚趾头，舍弃乘坐车马而徒步行走。

舍：舍弃。

徒：徒步行走。

《象》曰：舍车而徒，义弗乘也。

【释文】

《象》说：舍弃乘坐车马而徒步行走，理当不用坐车。

义：理当。

六二，贲其须。

【释文】

六二，装饰他的胡须。

须：嘴下的毛称为须。

《象》曰：贲其须，与上兴也。

【释文】

《象》说：装饰他的胡须，是随着上位而行动。

与：同。上：指的是九三至上九缩小的"颐卦"。兴：起，一同用力。

九三，贲如，濡如，永贞吉。

【释文】

九三，文饰的样子，润泽的样子，长久正固吉祥。

如：样子。

濡：润泽。

《象》曰：永贞之吉，终莫之陵也。

【释文】

《象》说：长久正固吉祥，是因为终究没有人凌驾其上。

莫：没有。

陵：同"凌"，凌驾于……之上。

六四，贲如，皤如，白马翰如；匪寇，婚媾。

【释文】

六四，装饰的样子，洁白的样子，白马飞奔的样子；不是强盗而是来求婚配的。

皤（pó）：白色。

翰：高飞，此处形容马奔跑得快。

匪：通"非"，不是。寇：强盗。

媾（gòu）：求婚配。

《象》曰：六四当位，疑也；非寇婚媾，终无尤也。

【释文】

《象》说：六四爻位置得正，但心中却疑虑重重。不是强盗而是来求婚配的，最终没有什么怨恨。

当：得当。当位：位置得当，阴爻在柔位。

疑：犹疑。

尤：怨责。

六五，贲于丘园，束帛戋戋；吝，终吉。

【释文】

六五，装饰山丘园林，用很少的布帛；虽有困难，终究吉祥。

丘：山丘。园：园林。

束：一束，计量单位。帛（bó）：丝织物。

戋（jiān）：微薄。戋戋：形容很少。

《象》曰：六五之吉，有喜也。

【释文】

《象》说：贲卦六五爻的吉祥，是因为有喜庆的事情。

喜：喜庆的事情。

上九，白贲，无咎。

【释文】

上九，以白色装饰，没有祸害。

《象》曰：白贲，无咎，上得志也。

【释文】

《象》说：以白色装饰，没有祸害，在上位者实现了心意。

志：心意。

第二十三卦 剥 卦

剥：不利有攸往。

【释文】

《剥卦》：不利于前往。

《彖》曰：剥，剥也，柔变刚也；不利有攸往，小人长也；顺而止之，观象也；君子尚消息盈虚，天行也。

【释文】

《彖》说：剥卦，剥脱，阴爻剥脱阳爻；不利于前往，小人道长（君子道消）；下卦为坤为顺，上卦为艮为停止，这是卦象可知的；君子崇尚消退生长满盈亏虚的规律，这也是自然界运行的规律。

剥：剥脱。

变：改变，转变。

小人：道德水平低下的人或能力不强的人。长：增长。

象：卦象。

尚：崇尚，重视。消：消退。息：成长，生长。盈：满盈。虚：虚损。

天：自然界。行：运行。天行：天（自然界）的运行规律。

《象》曰：山附于地，剥；上以厚下安宅。

【释文】

《象》说：上卦为艮为山，下卦为坤为地，剥卦的卦象为高山受侵蚀而风化逐渐接近于地面，象征剥落；君子由此领悟在上位者要厚待下属，使之安居乐业。

附：依附，此处指山塌下附着于地上。

上：居上者，统治阶层。厚：厚待，优待。下：居下位者，被统治阶层。安：安定。宅：居住。

初六，剥床以足，蔑贞凶。

【释文】

初六，剥蚀睡床从床腿开始，正固凶险。

足：床脚。

蔑（miè）：通"灭"，消除的意思。

《象》曰：剥床以足，以灭下也。

【释文】

《象》说：剥蚀睡床从床腿开始，损坏是从下位开始的。

灭：侵蚀，消灭。

下：下面，基础。

六二，剥床以辨，蔑贞凶。
【释文】
六二，床腿剥脱，正固凶险。
辨：即分别之处，在人身为腰，在床为床腿位置。

《象》曰：剥床以辨，未有与也。
【释文】
《象》说：床腿剥脱，（六二虽为阴爻居柔位，居中且正，但）没有阳爻与之相应。
与：与之相应的。

六三，剥，无咎。
【释文】
六三，剥落，却没有什么灾祸。

《象》曰：剥之无咎，失上下也。
【释文】
《象》说：剥落，却没有什么灾祸，是因为六三脱离了上下阴爻的行列。
上下：六三处于初六与六五的中间位置，独行其中，无上无下。

六四，剥床以肤，凶。
【释文】
六四，剥脱到了床面，凶险。
肤：皮肤，此处指床面。

《象》曰：剥床以肤，切近灾也。
【释文】
《象》说：剥脱到了床面，已经迫近灾祸了。
切近：迫近。

六五，贯鱼，以宫人宠，无不利。
【释文】
六五，连成一串鱼，像内宫之人顺承君主那样得到宠爱，没有什么不利。
贯：贯通，连成一串。
宫人：指负责伺候天子的人。宠：得宠。

《象》曰：以宫人宠，终无尤也。
【释文】
《象》说：像内宫之人顺承君主那样得到宠爱，终究不会受到指责。

尤：受指责。

上九，硕果不食，君子得舆，小人剥庐。

【释文】

上九，硕大的果实没有人吃，君子会得到车马，小人将剥除屋顶。

硕：硕大，丰满。舆（yú）：大车子。

庐：屋顶。

《象》曰：君子得舆，民所载也；小人剥庐，终不可用也。

【释文】

《象》说：君子会得到车马，百姓拥戴；小人将剥除屋顶，终究不可任用。

所载：被拥戴。

用：任用。

第二十四卦　复　　卦

复：亨；出入无疾，朋来无咎；反复其道，七日来复，利有攸往。

【释文】

复卦，亨通；外出入内没有毛病，朋友前来没有问题；在轨道上反复运行，七天回来重新开始，有利前往。

出入：外出或进入。疾：疾病，危害，祸害。

反复：来回往复。

《彖》曰：复亨，刚反，动而以顺行，是以出入无疾，朋来无咎；反复其道，七日来复，天行也；利有攸往，刚长也；复，其见天地之心乎？

【释文】

《彖》说：复卦通达，阳爻回来了，下卦为震为动，上卦为坤为顺，底下行动，上面顺从，因而外出入内都没有毛病，朋友来到也没有过错；在既定的轨道上来往反复，七天回来重新开始，这是天体运行的规律；有利于前往，阳爻在生长。复卦，从其中可以看到天地的用意吧！

刚：阳爻。反：通"返"，返回。刚反：阳爻回来。因复卦为十二消息卦之首，其前面是坤卦，全部为阴爻，复卦是坤卦的初六由阳爻替换而成。

《象》曰：雷在地中，复；先王以至日闭关，商旅不行，后不省方。

【释文】

《象》说：下卦为震为雷，上卦为坤为地，复卦的卦象是雷在地中；先王在冬至这一天关闭城门，商人与旅客不能通行，君主也不四方巡察。

至日：二十四节气中的"冬至"这一天。

商：商人。旅：旅客。

后：君主。省（xǐng）：检查，巡察。方：四方。

初九，不远复，无祇悔，元吉。

【释文】

初九，走到不远就返回，没有懊恼，大吉大利。

复：返回。

祇（zhī）：无特殊含义。

《象》曰：不远之复，以修身也。

【释文】

《象》说：走到不远就返回，是因为修养身心。

修身：修养身心。

六二，休复，吉。

【释文】

六二，停下来返回，吉祥。

休：停止。

《象》曰：休复之吉，以下仁也。

【释文】

《象》说：停下来返回的吉祥，是因为向下亲近仁者。

下：向下，往下。仁：仁者。下仁：向下（亲近）仁者。

六三，频复，厉无咎。

【释文】

六三，反复返回，有危险，但不会有灾祸。

频：频繁，反复。

《象》曰：频复之厉，义无咎也。

【释文】

《象》说：反复返回，有危险，理当没有灾祸。

六四，中行独复。

【释文】

六四，走在行列中间，独自返回。

中：中间，六四在六二至上六的五个阴爻中间。中行：行走在中间。

独：独自。独复：独自返回。

《象》曰：中行独复，以从道也。

【释文】

《象》说：走在行列中间，独自返回，是追随正道（初九）。

从：跟随，追随。从道：追随正道。

六五，敦复，无悔。

【释文】

六五，敦厚返回，内心不会有什么懊恼。

敦：厚，敦厚。

《象》曰：敦复无悔，中以自考也。

【释文】

《象》说：敦厚返回没有懊恼，居中而能自我反省。

考：考察。自考：自我省察。

上六，迷复，凶，有灾眚；用行师，终有大败；以其国，君凶；至于十年不克征。

【释文】

上六，在迷惑中返回，凶险，有天灾人祸；发动军队打仗，最终大败；用之来治国，国君凶险；长达十年不能发动战争。

迷：迷惑，迷茫。

灾：灾害，天灾。眚：人为的灾难。灾眚：天灾人祸。

行师：动用军队。

克：能够。征：征伐，讨伐。

《象》曰：迷复之凶，反君道也。

【释文】

《象》说：在迷惑中返回的凶险，是因为违背作为国君之道德规范。

反：违反，违背。

第二十五卦　无　妄　卦

无妄：元亨利贞；其匪正有眚，不利有攸往。

【释文】

《无妄卦》：最为通达，利于正固；如果不坚守正道的话就会发生祸难，不利于前往。

匪（fēi）：同“非”。匪正：指不行正道者。

《彖》曰：无妄，刚自外来，而为主于内；动而健，刚中而应，大亨以正，天之命也；其匪正有眚，不利有攸往，无妄之往，何之矣？天命不佑，行矣哉？

【释文】

《彖》说：无妄卦，阳爻从外面而来，而在内成为主爻；下卦为震为动，上卦为乾为健，即行动而刚健；阳爻在中间（指九五）又有正应（与六二），非常亨通而位置正当，这是天的规律。如果不守正则有灾难，不利于前往，不虚妄时而前往，能去哪里呢？天命不护佑，能行得通吗？

刚自外来：无妄卦由天山遁卦的九三与初六对调、变化而来，无妄卦的初九本是遁卦的九三，故"刚自外来"。

佑：保佑。

《象》曰：天下雷行，物与无妄；先王以茂对时，育万物。

【释文】

《象》说：上卦为乾为天，下卦为震为雷，无妄卦的卦象就是天下有雷，万物一起不可虚妄；从前的君主（顺应天命），配合天时，养育万物。

与：皆，一起。

无妄：不虚妄。

茂：茂盛。对：配合。时：天时。茂对时：很好地配合天时。

育：养育，培育。

初九，无妄，往吉。

【释文】

初九，没有虚妄，前往吉祥。

往：前往。

《象》曰：无妄之往，得志也。

【释文】

《象》说：没有虚妄前往，是因为志愿可以实现。

六二，不耕获，不菑畬，则利有攸往。

【释文】

六二，不耕作就有收获，不垦荒却有良田（可种），那就有利于前往。

耕：耕作。获：收获。

菑（zī）：开荒，初垦的贫瘠田地。畬（yú）：耕作多年的良田。

《象》曰：不耕获，未富也。

【释文】

《象》说：不耕作就有收获，因为没有求取财富。

富：财富。未富：从上下文来看，要理解为"不求取财富"。

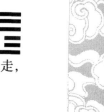

六三，无妄之灾，或系之牛，行人之得，邑人之灾。

【释文】

六三，没有虚妄而遭受灾祸，有人拴一头牛（在村边道路旁），路过的人顺手把牛牵走，村里的人却被怀疑为偷牛的人而蒙受不白之冤。

系：拴住，系住。

邑（yì）：采邑，受封之地。邑人：同乡之人。

《象》曰：行人得牛，邑人灾也。

【释文】

《象》说：过路人顺手牵牛，同村人的灾祸。

九四，可贞，无咎。

【释文】

九四，可以正固，没有灾祸。

《象》曰：可贞无咎，固有之也。

【释文】

《象》说：可以正固，没有灾祸，正固是固有的。

九五，无妄之疾，勿药有喜。

【释文】

九五，没有虚妄却生了病，不需用药医治就可自行痊愈。

药：服药治疗。喜：病愈。

《象》曰：无妄之药，不可试也。

【释文】

《象》说：没有虚妄时的药，不可以轻易尝试。

试：尝试。

上九，无妄，行有眚，无攸利。

【释文】

上九，没有虚妄，行动会有祸殃，没有什么好处。

《象》曰：无妄之行，穷之灾也。

【释文】

《象》说：没有虚妄而行动，这是时位穷尽的灾祸。

穷：穷尽。

第二十六卦　大　畜　卦

大畜：利贞；不家食，吉，利涉大川。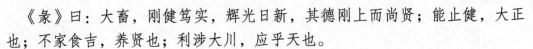

【释文】

《大畜卦》：适宜正固；不在家里吃饭，吉祥，有利于渡过大河。

家：居家。食：吃饭。不家食：不在家中吃饭，引申为在外做官。

《彖》曰：大畜，刚健笃实，辉光日新，其德刚上而尚贤；能止健，大正也；不家食吉，养贤也；利涉大川，应乎天也。

【释文】

《彖》说：大畜卦，下卦为乾为刚健，上卦为艮为笃实，即刚健而笃实；辉映光彩而日日更新，它的德行是阳爻在上而崇尚贤人；能停止能健行，是因为充满正确的力量；不吃家里的饭吉祥，是国家养贤人啊；有利于渡过大河，与天相应。

刚上：大畜卦由雷天大壮卦的九四与上六对调变化而来，大壮卦的九四成为大畜卦的上九，故"刚上"。

辉：辉映。光：光彩。日新：日日更新。

《象》曰：天在山中，大畜；君子以多识前言往行，以畜其德。

【释文】

《象》说：上卦为乾为天，下卦为艮为山，大畜卦的卦象为天被包含在山里，象征大有积蓄；君子由此领悟要更多地学习领悟前世圣人君子的言论和行为，以此来积蓄培育自己的品德。

多识：大量学习。前：前贤，先贤。

言：言论、观点、见识。往：与前相对。行：行为。

畜：培育。

初九，有厉，利已。

【释文】

初九，有危险，适宜停止。

已：停止。利已：有利于停止。

《象》曰：有厉，利已，不犯灾也。

【释文】

《象》说：有危险，适宜停止，不要招惹灾祸。

九二，舆说輹。

【释文】

九二，车厢脱离了车轴。

舆（yú）：指大车。说：同"脱"，脱离，散开。

辐（fù）：垫在车箱和车轴之间的木块。

舆说辐：指大车脱离了车轴，不能前行。

《象》曰：舆说辐，中无尤也。

【释文】

《象》说：车箱脱离了车轴，居中而不会受到指责。

九三，良马逐，利艰贞；曰闲舆卫，利有攸往。

【释文】

九三，骏马奔驰，适宜在艰难中正固；每天练习驾车与防卫，适宜有所前往。

逐：追逐，奔跑。

曰：每天。闲：防御。卫：防卫。

《象》曰：利有攸往，上合志也。

【释文】

《象》说：适宜有所前往，是因为九三与上九心意相合。

六四，童牛之牿，元吉。

【释文】

六四，给小牛头角上绑上横木，十分吉祥。

童牛：还未长出角的小牛。

牿（gù）：绑在牛角上使牛不能顶人的横木。童牛之牿：意指在无角小牛头上装上牿，在恶之未萌时先行"畜止"以为"规正"约束。

《象》曰：六四元吉，有喜也。

【释文】

《象》说：六四爻大为吉祥，是因为有喜事。

六五，豶豕之牙，吉。

【释文】

六五，去势猪的牙，吉祥。

豶（fén）：被阉割的公猪。豕（shǐ）：猪。豶豕之牙：意指被阉割后的猪的尖牙失去其威猛，引申为接受"规正"的意思。

《象》曰：六五之吉，有庆也。

【释文】

《象》说：六五爻的吉祥，是因为有喜庆的事。

上九，何天之衢亨。

【释文】

上九，（选拔）可担负重责的贤能之才的道路通达。

何：通"荷"，担负。天：天道。何天：担负天道。

衢（qú）：四通八达的道路。

《象》曰："何天之衢"，道大行也。

【释文】

《象》说：（选拔）可担负重责的贤能之才的道路通达，正道可以充分实现。

第二十七卦 颐 卦

颐：贞吉；观颐，自求口实。

【释文】

《颐卦》：正固吉祥；观察颐卦（颐养），自己获得口中食物。

观：观察。颐（yí）：颐养。

口实：口中食物。

《彖》曰：颐，贞吉，养正则吉也；观颐，观其所养也；自求口实，观其自养也；天地养万物，圣人养贤以及万民；颐之时大矣哉。

【释文】

《彖》说：颐卦，正固吉祥，养正气则吉祥；观察颐卦，观察其所养育的对象；自己获得口中食物，观察其自己养育的状态；天地养育万物，圣人养育贤人以及所有百姓。颐卦顺应时势真是伟大啊。

《象》曰：山下有雷，君子以慎言语，节饮食。

【释文】

《象》说：上卦为艮为山，下卦为震为雷，颐卦的卦象为雷在山下震动，引申为咀嚼食物时上颚静止下颚活动的状态，因而象征颐养；君子说话要谨慎，饮食要节制。

慎：谨慎，慎重。慎言语：说话谨慎。

节：节制。

初九，舍尔灵龟，观我朵颐，凶。

【释文】

初九，舍弃自己的灵龟，看我大口吃东西，凶险。

舍：舍弃。

朵颐：大口吃东西。

《象》曰：观我朵颐，亦不足贵也。

【释文】

《象》说：看我大口吃东西，也不值得珍重。

六二，颠颐，拂经，于丘颐，征凶。

【释文】

六二，颠倒颐养之道，不合传统，向高丘求取颐食，发兵征战凶险。

颠：颠倒。

拂（fú）：违背。经：经典。拂经：不合经典，不合传统。

丘：山丘。

《象》曰：六二征凶，行失类也。

【释文】

《象》说：颐卦的六二征战凶险，行为有违常规。

六三，拂颐，贞凶，十年勿用，无攸利。

【释文】

六三，违背颐养的规律，正固凶险，十年不能发挥功效（作用、被使用），没有什么好处。

《象》曰：十年勿用，道大悖也。

【释文】

《象》说：十年不能发挥功效，是因为它与颐养的正道大相径庭（从根本上违背了养育他人和保养自己的原则和方法）。

悖（bèi）：违背。

六四，颠颐，吉；虎视眈眈，其欲逐逐，无咎。

【释文】

六四，反向颐养，吉祥；像老虎一样专心致志地盯着，其欲望接连不绝，没有什么灾祸。

逐逐：接连不绝。

《象》曰：颠颐之吉，上施光也。

【释文】

《象》说：反向颐养吉祥，是因为处于上位者向下施恩广大。

施：施恩。光：通“广”，广大，恩泽广大。

六五，拂经，居贞吉，不可涉大川。

【释文】

六五，违背颐养正道，处于正固吉祥的位置，但不能渡过大河。

《象》曰：居贞之吉，顺以从上也。

【释文】

《象》说：处于正固吉祥的位置，是因为六五顺从上位的阳爻上九。

上九，由颐；厉吉，利涉大川。

【释文】

上九，顺从颐养规律，虽有困难但终究吉祥，适宜渡过大河。

由：由着，顺从。

《象》曰：由颐厉吉，大有庆也。

【释文】

《象》说：顺从颐养规律虽有困难但终究吉祥，是因为有很喜庆的事。

第二十八卦 大 过 卦

大过：栋桡；利有攸往，亨。

【释文】

《大过卦》：栋梁弯曲；适宜有所前往，亨通。

栋：梁，屋脊的主要部分。桡：通"挠"，曲折。栋桡：此以栋梁两端柔弱不堪重压，以致受压变形，寓意刚强者过甚，柔小者不胜其势的反常状态。卦中前后两端为阴爻力量不足，中间四阳爻过于强大，正呈此象。

《彖》曰：大过，大者过也；栋桡，本末弱也；刚过而中，巽而说行，利有攸往，乃亨；大过之时大矣哉。

【释文】

《彖》说：大过卦，大的方面势力过大；栋梁弯曲，首尾两端柔弱；刚强者过盛却能守中，行动顺利而喜悦，适宜有所前往，可以通达；大过卦随顺时势真是伟大啊！

本：根基。末：末端。

巽：巽卦，为大过卦的下卦。说：通"悦"，大过卦的上卦为兑为喜悦。

《象》曰：泽灭木，大过；君子以独立不惧，遁世无闷。

【释文】

《象》说：上卦为兑为泽，下卦为巽为木，大过卦的卦象为泽水淹没了树木；君子由此领悟，要坚定不移而无所畏惧，避世隐居而不会心中苦闷。

遁（dùn）：通"遁"，逃避。遁世：逃避人世。

初六，藉用白茅，无咎。

【释文】

初六，把（祭祀的器物）放在白色茅草上，没有过错。

藉：借用。

《象》曰：藉用白茅，柔在下也。
【释文】
《象》说：把（祭祀的器物）放在白色茅草上，阴爻在下位。

九二，枯杨生稊，老夫得其女妻，无不利。

【释文】
九二，已经枯萎的杨树重新又长出新的枝芽，老年男子娶年轻女子为妻，没有什么不吉利。
稊（tí）：指新发的嫩芽。
老夫：老年男子。女妻：年轻的妻子。

《象》曰：老夫女妻，过以相与也。
【释文】
《象》说：老年男子娶年轻女子为妻，过了之后再回来相遇。
过：过了时机，此指过了恰当的婚配年龄。

九三，栋桡，凶。

【释文】
九三，房屋的栋梁弯曲，凶险。

《象》曰：栋桡之凶，不可以有辅也。
【释文】
《象》说：房屋的栋梁弯曲，没有可以辅助的。

九四，栋隆，吉；有它吝。

【释文】
九四，房屋的栋梁向上隆起，吉祥；有其他困难。
隆：隆起。

《象》曰：栋隆之吉，不桡乎下也。
【释文】
《象》说：房屋的栋梁向上隆起，没有向下弯曲。

九五，枯杨生华，老妇得其士夫，无咎无誉。

【释文】
九五，枯萎的杨树重新开花，老妇人获得年富力强的男人为夫，没什么祸害，也没有什么值得称道的。

　　华：通"花"，花朵。

　　《象》曰：枯杨生华，何可久也？老妇士夫，亦可丑也。
　　【释文】
　　《象》说：枯萎的杨树重新开花，怎么能长久呢？老妇人获得年富力强的男人为夫，这种婚配是会令人感到羞耻的。

　　丑：羞丑，羞耻。

　　上六，过涉灭顶，凶，无咎。
　　【释文】
　　上六，涉过深之水以至于淹没了头顶，凶险，但最终不会有祸患。
　　涉：过河。

　　《象》曰：过涉之凶，不可咎也。
　　【释文】
　　《象》说：涉过深之水以至于淹没了头顶，不可以责怪。

第二十九卦　坎　　卦

　　习坎：有孚，维心亨，行有尚。
　　【释文】
　　《坎卦》：有诚信，维持内心通达，行为得到他人崇尚。
　　维：维持。心亨：内心通畅。
　　尚：崇尚。

　　《象》曰：习坎，重险也；水流而不盈，行险而不失其信，维心亨，乃以刚中也；行有尚，往有功也；天险不可升也，地险山川丘陵也，王公设险以守其国；险之时用大矣哉。
　　【释文】
　　《象》说：习坎卦，上坎下坎，坎卦重叠，象征危险重复；水流动而不盈满，行动有危险而不失去诚信，维持内心通达，因为上下卦的中间均为阳爻；行为得到他人尊崇，前往会有功绩；天险不可以跨越；地险即是山川丘陵，王公设置险阻可以此保卫他的国家；坎卦的顺应时势的应用真是伟大啊。
　　习坎：即坎卦的另一称谓。

《象》曰：水洊至，习坎；君子以常德行，习教事。

【释文】

《象》说：上卦为坎，下卦为坎，坎卦的卦象即是水不断地流过来；君子由此领悟，要坚持不懈地努力培育自己的德行，熟悉政教之事。

洊（jiàn）：接连，连绵不断。

习：练习，引申为熟悉。教事：政教之事。

初六，习坎，入于坎窞，凶。

【释文】

初六，置身于重重危险困难之中，落入到陷坑的最底下，凶险。

窞（dàn）：深坑，深穴。坎窞：指坎中更有坎。

《象》曰：习坎入坎，失道凶也。

【释文】

《象》说：置身于陷坑的最底下，失去正道，故而凶险。

九二，坎有险，求小得。

【释文】

九二，坎卦有危险，追求小收益会有收获。

《象》曰：求小得，未出中也。

【释文】

《象》说：追求小收益会有收获，说明仍未脱离险境。

六三，来之坎坎，险且枕，入于坎窞，勿用。

【释文】

六三，往来都处在重重险阻中，险难遍布，到坎陷中，不要有所作为。

枕：形容窘迫难安的样子。险且枕：此处指六三前后皆险而无倚仗。

《象》曰：来之坎坎，终无功也。

【释文】

《象》说：往来都处在重重险阻中，终究没有好处。

六四，樽酒，簋贰，用缶，纳约自牖，终无咎。

【释文】

六四，一樽酒，两盘贡品，用瓦盆盛着进献，从窗户送进简约的祭品，终究不会有灾祸。

簋（guǐ）：古代青铜或陶制用于盛食物的容器。

缶（fǒu）：瓦器，多以之盛酒，也可以鼓之而歌。

牖（yǒu）：窗户。

《象》曰：樽酒簋贰，刚柔际也。

【释文】

《象》说：一樽酒，两盘贡品，刚柔（阳爻阴爻）相济。

济：相济，相接触。

九五，坎不盈，祗既平，无咎。

【释文】

九五，坎陷没有满盈，只会与坎陷平齐，没有灾害。

祗：通"只"。

《象》曰：坎不盈，中未大也。

【释文】

《象》说：坎陷没有满盈，（九五阳爻）居中而不够壮大。

上六，系用徽缠，置于丛棘，三岁不得，凶。

【释文】

上六，被绳索重重捆绑住，囚禁在牢狱中，三年不能解脱，凶险。

徽（huī）：绳索。缠（mò）：两股绳索。徽缠：多重绳索。

置：放置，囚禁。丛棘：荆棘，引申为牢狱。

《象》曰：上六失道，凶三岁也。

【释文】

《象》说：坎卦的第六爻位（上六）失去正道，有三年的凶险。

第三十卦　离　　卦

离：利贞，亨；畜牝牛，吉。

【释文】

离卦：适宜正固，亨通；畜养母牛，吉祥。

畜：畜养。牝牛：母牛。

《象》曰：离，丽也；日月丽乎天，百谷草木丽乎土，重明以丽乎正，乃化成天下；柔丽乎中正，故亨，是以畜牝牛吉也。

【释文】

《象》说：离卦，就是附丽；日月附丽在天上，各种谷物草木附丽于土地上，两个离卦重叠附丽于正道，可教化天下人；阴爻附丽于六二既中且正的位置，所以亨通，因此蓄养母牛吉祥。

　　丽：附丽。

　　重：重叠。明：此指上下的离卦。

《象》曰：明两作，离；大人以继明照于四方。

【释文】

　　《象》说：上卦为离，下卦为离，离卦的卦象为光明接连升起之象；伟大的人物以连绵不断的光明美德普照四方。

　　继：相继，连续。

初九，履错然，敬之，无咎。

【释文】

　　初九，脚步中规中矩的样子，以敬畏之心对待，没有灾祸。

　　履：脚，脚步。错：按规则交错。

《象》曰：履错之敬，以辟咎也。

【释文】

　　《象》说：脚步中规中矩的样子，以敬畏之心对待，是为了避免灾祸。

　　辟：同"避"，避免，避开。

六二，黄离，元吉。

【释文】

　　六二，黄色附丽，最为吉祥。

《象》曰：黄离元吉，得中道也。

【释文】

　　《象》说：黄色附丽，最为吉祥，是因为得到中间的位置。

九三，日昃之离，不鼓缶而歌，则大耋之嗟，凶。

【释文】

　　九三，太阳西下的附丽，如果不能敲着瓦盆而唱歌，就会发出垂老之年的哀叹，凶险。

　　昃（zè）：太阳偏西。

　　耋（dié）：七十岁，也可泛指年老。

　　嗟（jiē）：哀叹。

《象》曰：日昃之离，何可久也！

【释文】

　　《象》说：太阳西下的附丽，怎么能长久呢！

九四，突如其来如，焚如，死如，弃如。
【释文】
九四，突然撞进来的样子，烈火焚烧的样子，垂死的样子，被弃的样子。
焚（fén）：燃烧。

《象》曰：突如其来如，无所容也。
【释文】
《象》说：突然撞进来的样子，没有可以容纳的。
容：容纳。

六五，出涕沱若，戚嗟若，吉。
【释文】
六五，泪如泉涌的样子，忧愁悲叹的样子，吉祥。
涕：眼泪。沱：泪流滂沱。若：样子。
戚：忧伤。嗟：叹息。

《象》曰：六五之吉，离王公也。
【释文】
《象》说：六五的吉祥，此爻处于王公的位置。

上九，王用出征，有嘉，折首，获匪其丑，无咎。
【释文】
上九，君主发兵征伐，获得美誉，斩杀敌方首领，捕获的不是一般的头目，没有灾祸。
嘉：美好。
折：折断。首：敌方首领。
获：收获。丑：十二地支的第二位，排序在前，对应的动物为牛；十二地支：子、丑、寅、卯、辰、巳、午、未、申、酉、戌、亥。

《象》曰：王用出征，以正邦也。
【释文】
《象》说：君主发兵征伐，以之来端正国家。
正：端正。邦：国家。正邦：端正国家，使国家回到正道。

第四章 下 经

第三十一卦 咸 卦

咸：亨，利贞；取女吉。

【释文】

《咸卦》：亨通，适宜正固；娶妻吉祥。

亨：通，通达，畅通。

利：适宜，有利于。贞：正固，可引申为坚持。

取：同"娶"。

《彖》曰：咸，感也；柔上而刚下，二气感应以相与，止而说，男下女，是以亨利贞，取女吉也；天地感而万物化生，圣人感人心而天下和平；观其所感，而天地万物之情可见矣！

【释文】

《彖》说：咸，就是感应。阴爻上行而阳爻下行，阴阳二气相互感应结合在一起；下卦为艮为停止，上卦为兑为喜悦，兑卦即停止而喜悦，艮男在下兑女在上，所以亨通利于正固，娶此女为妻吉祥；天地相互感应而万物变化生成，圣人感化人心而天下太平；观察阴阳交感的现象，便可以明白天地万物的真实情况。

柔上而刚下：咸卦由天地否卦变化而来，否卦的上九与六三对调而成咸卦；否卦的六三上至咸卦的上六，故"柔上"；否卦的上九下到咸卦的九三，故"刚下"。

《象》曰：山上有泽，咸；君子以虚受人。

【释文】

《象》说：下卦为艮为山，上卦为兑为泽，咸卦的卦象为山上有泽；君子以虚怀若谷的心态接纳他人。

初六，咸其拇。

【释文】

初六，感应到脚大趾上。

拇：大脚趾。

《象》曰：咸其拇，志在外也。

【释文】

《象》说：感应到脚大拇趾，说明其志向是向外（追求）。

六二，咸其腓，凶；居吉。

【释文】

六二，感应到小腿肚，凶险；若是安居静处，便可以获得吉祥。

腓（féi）：小腿肚子。

《象》曰：虽凶居吉，顺不害也。

【释文】

《象》说：虽可能凶险，但安居静处可吉，（是因为）顺从就不会造成灾祸。

九三，咸其股，执其随，往吝。

【释文】

九三，感应到大腿，执意跟随（妄动），前往将有困难。

执：执意，坚持，不改变。

随：跟随，追随。

《象》曰：咸其股，亦不处也；志在随人，所执下也。

【释文】

《象》说：感应到大腿，也不能安居静处（自我克制）；志于跟随他人，坚持向下。

九四，贞吉，悔亡；憧憧往来，朋从尔思。

【释文】

九四，正固吉祥，懊恼消失；频繁交往，朋友会顺应你的想法。

憧憧（chōngchōng）：来来往往的样子。

朋：指初六。

尔：你，此处指九四。

思：心思，心意，思想。

《象》曰：贞吉悔亡，未感害也；憧憧往来，未光大也。

【释文】

《象》说：正固吉祥懊恼消失，没有感受到危害；频繁交往，没有发扬光大。

光：通"广"。光大：发扬光大。

九五，咸其脢，无悔。

【释文】

九五，感应到脊背，没有懊恼。

脢（méi）：背上的肉。

《象》曰：咸其脢，志未也。

【释文】

《象》说：感应到脊背，心意尚未实现。

未：未了，未实现。

上六，咸其辅、颊、舌。

【释文】

上六，感应到牙床、脸颊、舌头。

辅：意思是牙床骨。

颊：指脸颊。

《象》曰：咸其辅、颊、舌，滕口说也。

【释文】

《象》说：感应到牙床、脸颊、舌头，张口说话（信口开河）。

滕口（téngkǒu）：张口。

第三十二卦　恒　　卦

恒：亨，无咎，利贞，利有攸往。

【释文】

《恒卦》：亨通，没有灾祸，利于正固（不易之恒），利于前往（不已之恒）。

《彖》曰：恒，久也；刚上而柔下，雷风相与，巽而动，刚柔皆应，恒；恒亨无咎，利贞，久于其道也；天地之道，恒久而不已也；利有攸往，终则有始也；日月得天，而能久照；四时变化，而能久成；圣人久于其道，而天下化成；观其所恒，而天地万物之情可见矣！

【释文】

《彖》说："恒"，即"恒久"。阳爻上行阴爻下行，上卦为震为雷，下卦为巽为风，恒卦就是雷与风相互助力（相互配合），顺应而动，（每个位置）阴爻阳爻都可相应，恒久。恒卦亨通，没有过错，利于正固，长久在其固有的道路上；天地之道，恒久而不停止。利于前往，结束即有（新的）开始。日月依托天空，而能长久照耀（大地）；四季依时变化，万物才能不停成长；圣人长久保持正道，就能教化天下百姓；观察万物恒久的原因，天地万物的真实情况就可了解啊!

刚上而柔下:与咸卦相对,恒卦由地天泰卦变化而来,泰卦的初九与六四对调而成恒卦;泰卦的初九上到四的位置而成恒卦的九四,故"刚上";泰卦的六四下到初的位置而成为恒卦的初六,故"柔下"。

相与:互相助力。

《象》曰:雷风,恒;君子以立不易方。

【释文】

《象》说:上卦为震为雷,下卦为巽为风,这就是恒卦;君子效法"恒"卦,要建立不会改变的规章制度。

立:建立。不易:不改变。方:方形,引申为道、法、规则。

初六,浚恒,贞凶,无攸利。

【释文】

初六,深入追求恒久之道,正固凶险,没有什么好处。

浚(jùn):深,深入。

《象》曰:浚恒之凶,始求深也。

【释文】

《象》说:深入追求恒久之道会凶险,是因为事情刚开始,追求的目标就过于深远的缘故。

九二,悔亡。

【释文】

九二,懊恼消失。

《象》曰:九二悔亡,能久中也。

【释文】

《象》说:九二懊恼消失,是由于它能够恒久地守中不偏。

九三,不恒其德,或承之羞,贞吝。

【释文】

九三,不能恒久地保持美好的品德,有可能蒙受羞辱,正固困难。

羞:羞辱,受羞辱。

《象》曰:不恒其德,无所容也。

【释文】

《象》说:不能恒久地保持美好的品德,没有容身之地。

九四，田无禽。

【释文】

九四，狩猎没有收获。

田：田地，引申为打猎。禽：禽兽，引申为猎物、收获。

《象》曰：久非其位，安得禽也。

【释文】

《象》说：长久地处于非恰当的位置，又怎么能够有所收获呢？

六五，恒其德，贞；妇人吉，夫子凶。

【释文】

六五，恒久地保持美好品德，坚守正道；对于妇人来说吉祥，对于君子来说有凶祸。

妇人：妇女。

夫子：男子，大丈夫。

《象》曰：妇人贞吉，从一而终也；夫子制义，从妇凶也。

【释文】

《象》说：女子坚守正道可以获得吉祥，嫁人为妻，终身不改；君子追随正义，跟随妇人则有凶祸。

上六，振恒，凶。

【释文】

上六，长久振动不定，凶险。

振：振动，动荡。

《象》曰：振恒在上，大无功也。

【释文】

《象》说：居于上位而长久振动不定，完全不能建立功业。

第三十三卦　遁　　卦

遁：亨，小利贞。

【释文】

《遁卦》：亨通，小的一方利于正固。

遁：也写作"遯"，隐退。

《彖》曰：遁亨，遁而亨也；刚当位而应，与时行也；小利贞，浸而长也；遁之时义大矣哉！

【释文】

《彖》说：遁卦亨通，是因为隐遁而亨通。九五阳爻位置得当，且与六二正应，顺应时势。小的方面利于正固，（阴爻）在逐渐增长。遁卦顺应时势的意义太大了！

浸：渐，逐渐。

《象》曰：天下有山，遁；君子以远小人，不恶而严。

【释文】

《象》说：遁卦的卦象是艮（山）下乾（天）上，为天下有山之象，象征着隐让退避。君子效法"遁"象，远离小人，不恶声恶气而仪态威严（严肃对待）。

恶：憎恶，厌恶。

严：威严，引申为严肃对待。

初六，遁尾，厉；勿用有攸往。

【释文】

初六，在退隐的最后，困难，不要有所前往。

尾：以"上"为首，则"初"为尾。

《象》曰：遁尾之厉，不往何灾也？

【释文】

《象》说：在退隐居后尾随有困难，不前往又有什么灾难呢？

六二，执之用黄牛之革，莫之胜说。

【释文】

六二，用黄牛的皮捆绑起来，不能解脱。

执：捆绑。革：皮革。

胜：胜任，能够。说：通"脱"，挣脱，解脱。

《象》曰：执用黄牛，固志也。

【释文】

《象》说：用黄牛皮捆绑起来，是为了坚定自己的心志。

九三，系遁，有疾，厉；畜臣妾，吉。

【释文】

九三，由于牵绊（不能）退避，有疾病，危险。要畜养仆人和侍妾，吉祥。

系：拖累，牵绊，拘系。

畜：豢养，培植。

《象》曰：系遁之厉，有疾惫也；畜臣妾吉，不可大事也。
【释文】
《象》说：牵绊不能退避，是因为有疾病而疲惫。畜养仆人和侍妾吉祥，是因为不可能有什么大作为。

九四，好遁，君子吉，小人否。
【释文】
九四，合宜地退避，君子吉祥，小人困阻。
否：否塞不通。

《象》曰：君子好遁，小人否也。
【释文】
《象》说：君子做到合宜地退避，小人做不到而陷于困阻。

九五，嘉遁，贞吉。
【释文】
九五，美好地隐退避让，正固（坚守正道）吉祥。
嘉：美好。

《象》曰：嘉遁，贞吉，以正志也。
【释文】
《象》说：美好地隐退避让，坚守正道获得吉祥，是因为心志正当。

上九，肥遁，无不利。
【释文】
上九，远走高飞地退避，没有什么不利。
肥：通"飞"。肥遁：远走高飞地退避。

《象》曰：肥遁无不利，无所疑也。
【释文】
《象》说：远走高飞地退避，没有什么疑虑。

第三十四卦　大　壮　卦

大壮：利贞。
【释文】
《大壮卦》：适宜正固。

《彖》曰：大壮，大者壮也；刚以动，故壮；大壮利贞；大者正也；正大而天地之情可见矣！

【释文】

《彖》说：大壮就是阳爻（阳气）壮盛。阳爻行动力（强），所以强壮。大壮利于正固，强大者需要守正。守正强大，可以看出天地万物的实情。

大：阳爻，引申为阳气、男性等。

正：守正。正大：守正强大。

《象》曰：雷在天上，大壮；君子以非礼弗履。

【释文】

《象》说：大壮卦的卦象是乾（天）下震（雷）上，为震雷响彻天上之表象，象征着十分强盛。君子观"大壮"之象，对于不合制度礼仪的事都不能做。

礼：礼节，制度，规则。履：践行。

初九，壮于趾，征凶；有孚。

【释文】

初九，强壮在脚趾，行动凶险；有诚信。

《象》曰：壮于趾，其孚穷也。

【释文】

《象》说：强盛在脚趾，其诚信到了尽头。

穷：穷尽。

九二，贞吉。

【释文】

九二，正固吉祥。

《象》曰：九二贞吉，以中也。

【释文】

《象》说：九二正固吉祥，是因为九二居中。

九三，小人用壮，君子用罔；贞厉，羝羊触藩，羸其角。

【释文】

九三，小人恃强好胜，君子虽强不用，守正防厉，若不守正，妄动"用壮"，则似公羊触藩被缠其角，必致凶危。

罔：即"无"，"用罔"犹言"不用壮"。

羝（dī）羊：公羊。

藩：藩篱。

赢：缠住，"拘累缠绕也"（《周易正义》）。

《象》曰：小人用壮，君子罔也。
【释文】
《象》说：小人恃强好胜，君子虽强不用。

九四，贞吉，悔亡；藩决不赢，壮于大舆之輹。

【释文】
九四，正固吉祥，懊恼消失；藩篱裂开不再缠住，大车的轮辐非常坚固（利于往前进取）。
决：裂开。
舆：大车。輹：车厢下钩住轮轴的木制器件。

《象》曰：藩决不赢，尚往也。
【释文】
《象》说：藩篱裂开（羊角不被拘累缠绕），利于往前进取。

六五，丧羊于易，无悔。

【释文】
六五，在边界失去羊，没有懊恼。
易：此处通"埸"（yì），边界。

《象》曰：丧羊于易，位不当也。
【释文】
《象》说：在边界丢失了羊，是由于六五居位不当。

上六，羝羊触藩，不能退，不能遂，无攸利；艰则吉。

【释文】
上六，公羊顶触篱笆（而被挂住了角），既不能后退，又不能前进，没有什么好处；在艰难中忍耐坚持，（可获得）吉祥。
退：后退，解套。
遂：完成。

《象》曰：不能退，不能遂，不详也；艰则吉，咎不长也。
【释文】
《象》说：既不能后退，又不能前进，是因为没有详细（考察情势）；以艰贞自守，终可获吉，是因为灾难不会持续太久。

第三十五卦　晋　　卦

晋：康侯用锡马蕃庶，昼日三接。

【释文】

《晋卦》：安邦的诸侯受赏众多车马，一日之内受到（天子）接见三次（多次）。

康侯：指周武王的弟弟康叔，也可泛指安邦的诸侯。

锡：此处通"赐"，受封赏。

马：车马，代指贵重礼物。

蕃庶：众多。

接：接见。

《彖》曰：晋，进也；明出地上，顺而丽乎大明，柔进而上行；是以康侯用锡马蕃庶，昼日三接也。

【释文】

《彖》说：晋，进升的意思。旭日初升，（下位者）顺从附丽于太阳（上位者或英明君主），阴爻（柔顺者）前进而向上晋升。所以安邦的诸侯受赏众多车马，一日之内受到（天子）接见三次（多次）。

柔进：晋卦由风地观卦变化而来，观卦的九五与六四对调而成晋卦；观卦的六四上到五的位置而成晋卦的六五，故"柔进"。

《象》曰：明出地上，晋；君子以自昭明德。

【释文】

《象》说：太阳从地面上升起，象征着上进和光明。君子效法"晋"卦之象，（不断自我修养）自我彰显光明的德行。

昭：昭明，彰显。

初六，晋如摧如，贞吉；罔孚，裕无咎。

【释文】

初六，前进的样子，拥挤的样子，正固吉祥；未受信任，宽裕待之没有灾祸。

摧：拥挤。

罔：无。孚：诚信，此处指受到信任。

裕：宽裕对待。

《象》曰：晋如摧如，独行正也；裕无咎，未受命。

【释文】

《象》说：前进的样子，拥挤的样子，独自行动在正道上；宽裕待之没有灾祸，是因为尚未得到任命。

六二，晋如愁如，贞吉；受兹介福，于其王母。
【释文】
六二，前进的样子，忧愁的样子，正固吉祥；从王母处受到极大的恩惠和福泽。
兹：此，这，就本文而言应指"福"。
介：大。

《象》曰：受兹介福，以中正也。
【释文】
《象》说：之所以能够获得极大的恩惠和福泽，是因为六二居中守正。

六三，众允，悔亡。
【释文】
六三，众人同意（赞同），懊恼消失。
允：允从，允许，引申为赞同。

《象》曰：众允之志，上行也。
【释文】
《象》说：众人允从的心意是向上而行（六三的心意是上九）。

九四，晋如鼫鼠，贞厉。
【释文】
九四，前进的样子像鼫鼠一样，正固有危险。
鼫（shí）鼠：亦称"五技鼠"，"能飞不能过屋，能缘不能穷木，能游不能渡谷，能穴不能掩身，能走不能先人"。

《象》曰：鼫鼠贞厉，位不当也。
【释文】
《象》说：鼫鼠的正固会有危险，是因为九四居位不当。

六五，悔亡，失得勿恤；往吉，无不利。
【释文】
六五，懊恼消失，不计较得失；前往吉祥，没有不适宜的事。
失得：得失。恤：忧虑，顾虑。勿恤：不计较。

《象》曰：失得勿恤，往有庆也。
【释文】
《象》说：不计较得失，前往有喜庆。

上九，晋其角，维用伐邑，厉吉无咎；贞吝。

【释文】

上九，进展到头上的角（前进达到了顶点），可以用来征伐邑国，有危险，但最终吉祥，没有灾难；正固有困难。

维：语气词。

邑：采邑，邑国，附属小国。

《象》曰：维用伐邑，道未光也。

【释文】

《象》说：可以征伐邑国（功绩不大），是因为正道还不够光大。

第三十六卦 明 夷 卦

明夷：利艰贞。

【释文】

《明夷卦》：适宜在艰难中正固。

明：光明。夷：伤，受伤。明夷：光明受伤。

《象》曰：明入地中，明夷；内文明而外柔顺，以蒙大难，文王以之；利艰贞，晦其明也；内难而能正其志，箕子以之。

【释文】

《象》说：明夷就是太阳陷入地下。内卦为离为文明，外卦为坤为柔顺，以此来承受大的灾难，周文王就是这样做的。适宜在艰难中守正道，是要隐藏自己的光明（明志），面临内部的艰难而能端正自己的心志，箕子就是这样做的。

蒙：遭受。

以：按某种规则行事。

箕子：殷朝纣王的叔父，被囚以佯狂守志。

《象》曰：明入地中，明夷；君子以莅众用晦而明。

【释文】

《象》说：明夷卦的卦象是离（火）下坤（地）上，光明受到伤害；君子观明夷之象，在治理众人（管理组织）时，要隐晦明智而使一切明白呈现。

莅：面对，此处可引申为管理、治理。众：众人，普通百姓。

晦：隐晦。

初九，明夷于飞，垂其翼；君子于行，三日不食；有攸往，主人有言。

【释文】

初九，（鸟）在明夷时（昏暗中）垂翼低飞；君子要出行（离开），三天不吃东西（不领取俸禄）。想要前往，主人有责怪。

　　明夷：此处指没有太阳或光亮的昏暗状态。

　　翼：翅膀。

　　行：出行，行动，也可理解为离开。

　　食：吃饭。如果前后文对照"主人有言"，应理解为俸禄。

　　主人：主事之人，领导。

　　言：责备。

《象》曰：君子于行，义不食也。

【释文】

《象》说：君子要离开，理当不领俸禄。

六二，明夷，夷于左股，用拯马壮，吉。

【释文】

六二，在昏暗中，伤到左侧大腿，用来拯救的马强壮，吉祥。

　　股：大腿。

　　拯：拯救。

《象》曰：六二之吉，顺而则也。

【释文】

《象》说：六二吉祥，是因为它随顺而又坚持原则。

九三，明夷于南狩，得其大首；不可疾，贞。

【释文】

九三，在昏暗中到南方狩猎，获得大头领；不可过于急切，要正固。

　　狩：狩猎。从前后文看，此处应解释为讨伐、征战。

　　大首：大头领。九三与上六相应，指上位的统治者。

　　疾：通"急"，急切，心急。

《象》曰：南狩之志，乃大得也。

【释文】

《象》说：去南方狩猎的心志，是要有非常大的收获。

　　得：收获。

六四，入于左腹，获明夷之心，于出门庭。

【释文】

六四，进入到左腹部，获得"明夷"的内情，于是离开门户与庭院（离开侍奉的主子）。

　　心：心意，内情。

门：门户。庭：庭院。门庭：门户与庭院。

《象》曰：入于左腹，获心意也。

【释文】

《象》说：进入左腹部，是要知道心思与用意（明夷的原因）。

六五，箕子之明夷，利贞。

【释文】

六五，箕子对待明夷，适宜正固。

《象》曰：箕子之贞，明不可息也。

【释文】

《象》说：箕子正固（坚守正道），是因为光明是不可熄灭的。

息：通"熄"，熄灭。

明不可息：内心的光明（希望）不能停息。

上六，不明晦；初登于天，后入于地。

【释文】

上六，没有光明，一片黑暗；起初升起到天空，后来又陷入地下。

《象》曰：初登于天，照四国也；后入于地，失则也。

【释文】

《象》说：起初升上天空，是为了照耀四方诸国；后陷入地中，是因为失去了法则（正确的原则）。

第三十七卦　家　人　卦

家人：利女贞。

【释文】

《家人卦》：适宜女子正固。

《彖》曰：家人，女正位乎内，男正位乎外；男女正，天地之大义也；家人有严君焉，父母之谓也；父父，子子，兄兄，弟弟，夫夫，妇妇，而家道正；正家而天下定矣。

【释文】

《彖》说：家人卦，女子在家内居正当之位，男子在家外（社会上）居正当之位；男女居位都正当得体，这是天地之间的大道理。一家人有严正的长者，说的是父母。父亲尽父亲的责任，儿子尽儿子的责任，兄长尽兄长的责任，弟弟尽弟弟的责任，丈夫尽丈夫的责任，妻子尽妻子的责任，这样的话，家道就能端正；端正了家道，天下就能安定。

《象》曰：风自火出，家人；君子以言有物而行有恒。

【释文】

《象》说：家人卦外卦为巽为风，内卦为离为火，内火外风，风从火的燃烧生出，君子由此领悟，说话有根据，行事要有常法。

言：说话。物：根据。言有物：说话要有根据。

行：行事，做事。恒：恒常（的规则）。行有恒：行事要有常法。

初九，闲有家，悔亡。

【释文】

初九，防范家庭出现意外（保有其家），懊恼消失。

闲：本义是栅栏，养牛马的圈，引申为防范。

《象》曰：闲有家，志未变也。

【释文】

初九，防范家庭出现意外，是因为心志没有改变。

六二，无攸遂，在中馈，贞吉。

【释文】

六二，不可随心所欲（追求外部事业的功名），在家中尽心料理饮食（起居），正固吉祥。

遂：事成，如愿以偿，引申为随心所欲。

馈：预备饮食以招待人。

《象》曰：六二之吉，顺以巽也。

【释文】

《象》说：六二之所以吉祥，是因柔顺并随顺。

九三，家人嗃嗃，悔厉，吉；妇子嘻嘻，终吝。

【释文】

九三，家中有训斥之声，会有懊恼与危险，还是吉祥；家中只有妇女与孩子放肆嬉笑之声，最终困难。

嗃嗃（hè hè）：生气训斥之声。

嘻嘻：嬉笑之声。

《象》曰：家人嗃嗃，未失也；妇子嘻嘻，失家节也。

【释文】

《象》说：家庭有训斥之声，表示没有失去家规；家中只有妇女孩子放肆嬉笑之声，是失去家规。

节：家规。

六四，富家，大吉。

【释文】

六四，使家庭富有，大吉大利。

富：富有，使富有。

《象》曰：富家大吉，顺在位也。

【释文】

《象》说：使家庭富有，大吉大利，是因为随顺且处于恰当位置（六四，阴爻在柔位）。

九五，王假有家，勿恤，吉。

【释文】

九五，君王来到家中，不用忧虑，吉祥。

假（gě）：来到，到来。

《象》曰：王假有家，交相爱也。

【释文】

《象》说：君王来到家中，大家互亲互爱。

交相：交互，相互。

上九，有孚，威如，终吉。

【释文】

上九，有诚信，威严的样子，最终吉祥。

《象》曰：威如之吉，反身之谓也。

【释文】

《象》说：威严的样子吉祥，是说能够约束（严格要求）自己。

反身：反求自身，引申为自己要严格遵守家规。

第三十八卦　睽　卦

睽：小事吉。

【释文】

《睽卦》：小事吉祥。

《彖》曰：睽，火动而上，泽动而下；二女同居，其志不同行；说而丽乎明，柔进而上行，得中而应乎刚，是以小事吉；天地睽而其事同也，男女睽而其志通也，万物睽而其事类也；睽之时用大矣哉。

【释文】

《彖》说：睽卦，上卦为离为火，火炎于上，下卦为兑为泽，泽向下流动（火水运动方向相反，其象乖离）；离为中女，兑为少女，睽卦又如两女同居一室，其心意不会同步发展（一般情况是先后出嫁）。喜悦而附丽于光明，阴爻前进向上，获得中位而与阳爻相应，因而小事吉祥。天与地乖离，但它们的任务（化育万物）相同，男女有别但心意相通，万物不同但其功用相似。睽卦配合时势的作用伟大啊！

柔进：睽卦由风泽中孚卦变化而来，中孚卦的九五与六四对调变化为睽卦；中孚卦的六四上位至五位而成睽卦的六五，故"柔进"。

说：即"悦"，指下兑为"悦"。

丽乎明：指上离为明，为"附丽"，此谓上下象以和悦附丽于光明之义。

《象》口：上火下泽，睽；君子以同而异。

【释文】

《象》说：本卦上卦为离，离为火；下卦为兑，兑为泽。上火下泽，两相乖离，是睽卦的卦象。君子由此领悟，要求同存异。

同：相同。异：差异。以同而异：即求同存异。

初九，悔亡，丧马，勿逐自复；见恶人，无咎。

【释文】

初九，懊恼消失，马匹走失，不用追寻，可自行回来。谦逊地对待恶人，没有灾难。

逐：寻找。复：回来，返回。

见：谦逊对待。

《象》曰：见恶人，以辟咎也。

【释文】

《象》说：谦逊对待恶人，是为了避开灾难。

辟：通"避"，避开，避让。

九二，遇主于巷，无咎。

【释文】

九二，在巷道中不期而遇主人，没有灾难。

遇：礼节简省的会见叫作"遇"。

巷：小道，巷道。

《象》曰：遇主于巷，未失道也。

【释文】

《象》曰：在巷道中不期而遇主人，是因为尚未失应有的立场（应有的礼节）。

道：道路，此处引申为立场（礼节）。

六三，见舆曳，其牛掣，其人天且劓，无初有终。

【释文】

六三，看见大车往前拉，牛往后拖，车夫受到刺额割鼻的刑罚，没有开始但有好结果。

舆：大车。曳（yè）：拖。舆曳：大车拖拽。

掣（chè）：往后拖拽。

天：前额刺字涂墨，古代刑罚的一种。

劓（yì）：为割鼻，古代刑罚的一种。

初：开始。终：结果，一般指好结果。

《象》曰：见舆曳，位不当也；无初有终，遇刚也。

【释文】

《象》说：见到大车往前拉，是因为位置不恰当；没有开始却有好结果，是因为遇到刚强者（九四或上九）。

九四，睽孤，遇元夫，交孚；厉，无咎。

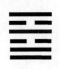

【释文】

九四，乖离孤独，遇到最初的有为之士，互相信任，有危险但没有灾难。

孤：孤独。

元：开始，指初九爻。夫：男性。元夫：开始的男性，引申为有为之士。

交：相互。

《象》曰：交孚无咎，志行也。

【释文】

《象》说：互相信任而能免遭咎害，其心志可行。

六五，悔亡，厥宗噬肤，往何咎？

【释文】

六五，懊恼消失，其宗人在吃肉，前往有什么过错呢？

厥：其，他。宗：宗族，宗亲。

噬（shì）：吃。肤：皮肤，此处引申为带皮的肉。

《象》曰：厥宗噬肤，往有庆也。

【释文】

《象》说：其宗亲在吃肉，是因为前往会有喜庆。

上九，睽孤，见豕负涂，载鬼一车；先张之弧，后说之弧；匪寇婚媾，往遇雨则吉。

【释文】

上九，乖离孤独，见到猪背上都是泥，装满一车鬼。先张开弓，后又放下弓。不是强盗，是来求婚配的，前往遇到下雨（阴阳交媾）就吉祥了。

豕：猪。负：背负。涂：泥。

弧：弓。说：脱，指放下弓箭。

《象》曰：遇雨之吉，群疑亡也。

【释文】

《象》说：遇到下雨吉祥，各种猜疑都消失了。

第三十九卦 蹇 卦

蹇：利西南，不利东北；利见大人，贞吉。

【释文】

《蹇卦》：西南方有利，东北方不利；适宜见到大人，正固吉祥。

蹇：艰难。

西南：西南方为坤卦，多平地，象征坦途。

东北：东北方为艮卦，多山丘，象征险途。

《彖》曰：蹇，难也，险在前也；见险而能止，知矣哉；蹇利西南，往得中也；不利东北，其道穷也；利见大人，往有功也；当位贞吉，以正邦也；蹇之时用大矣哉！

【释文】

《彖》说：蹇，艰难的意思，危险在前方。见到危险就能停止，是明智的啊。蹇卦辞说西南有利，前往得到中间位置（指上卦坎的九五爻）；东北方不利，是因为已经到穷途末路了；有利于见到大人，前往会有功绩；位置恰当，正固吉祥，是为了斧正邦国。蹇卦配合时势运用的作用太大了！

知：通"智"，明智。

《象》曰：山上有水，蹇。君予以反身修德。

【释文】

《象》说：蹇卦的上坎为水，下卦为艮为山，故其卦象为"山上有水"。君子由此领悟，要反省自己，修身积德。

初六，往蹇来誉。

【释文】

初六，前往有险难，归来有称誉。

誉：称誉，表扬。

《象》曰：往蹇来誉，宜待也。

【释文】

《象》说：前往有险难，归来有称誉，适宜等待。

待：等待（时机）。

六二，王臣蹇蹇，匪躬之故。

【释文】

君王的臣子遇到重重险难，不是为了自己的缘故。

蹇蹇：难之又难，形容非常难。

匪：通"非"。躬：自己。

《象》曰：王臣蹇蹇，终无尤也。

【释文】

《象》说：君王的臣子遇到重重验难，终究没有责难。

尤：怨言，责怪。

九三，往蹇来反。

【释文】

九三，前往有险难，折返回来。

反：通"返"，返回。

《象》曰：往蹇来反，内喜之也。

【释文】

《象》说：前往有险难就返回，是因为家人喜欢。

内：与外相对，指家里人。

六四，往蹇来连。

【释文】

六四，前往有险难，回来有连接。

连：连接，联结。理解此处，要回到蹇卦的初始卦小过卦，蹇卦由小过卦变化而来，小过卦的九三、九四为阳爻敌而不应；九四上到九五，六五下到六四，小过卦变为蹇卦，阴阳相应，视为连接（联结）。

《象》曰：往蹇来连，当位实也。

【释文】

《象》说：前往险难，回来有连接，是因为位置恰当而实在。

九五，大蹇朋来。

【释文】

九五，在大的险难时，同伙来到（贵人来助）。

朋：共同利益者为"朋"（相同兴趣者为友）。

《象》曰：大蹇朋来，以中节也。

【释文】

《象》说：大的险难时，得同伙相助，是因为居中而有节度。

上六，往蹇来硕，吉，利见大人。

【释文】

上六，前往艰难，回来丰收，吉祥，有利于见到大人。

硕：大，丰硕，丰收。

《象》曰：往蹇来硕，志在内也；利见大人，以从贵也。

【释文】

《象》说：前往艰难，回来丰收，是因为其心志在内（指九五）；有利于见到大人，是因为跟随了贵人。

贵：贵人，此处指九五爻，贵居"君位"。

第四十卦 解 卦

解：利西南；无所往，其来复吉；有攸往，夙吉。

【释文】

《解卦》：西南方有利；无所前往，那么回来就吉祥；有所行动，早些开始吉祥。

夙：早晨，其意通"速"。

《象》曰：解，险以动，动而免乎险，解；解利西南，往得众也；无所往，其来复吉，乃得中也；有攸往，夙吉，往有功也；天地解而雷雨作，雷雨作而百果草木皆甲坼；解之时大矣哉。

【释文】

《象》说：解卦的卦象内卦为坎为险，外卦为震为动，有危险就行动，一行动就脱离了危险，这就是解卦。解卦在西南方有利，前往会得到众人支持。无所前往，回来吉祥，因为可以得到中位。有所前往，早些吉祥，前往将有功绩。天地之气化解，雷作雨下，雷雨后百果草木破壳而出。解卦配合天时的意义伟大啊！

　　甲：其小篆字形像草木生芽后种皮裂开的形象，本义为种子萌芽后的种壳。甲也是十天干的开始。

　　坼（chè）：指裂开。

《象》曰：雷雨作，解。君子以赦过宥罪。

【释文】

《象》说：打雷下雨，这就是解卦。君子由此领悟，要赦免过错，宽宥罪人。

赦（shè）：免除和减轻。赦过：免除过错。

宥（yòu）：宽容，饶恕，原谅。宥罪：宽恕罪人。

初六，无咎。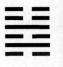

【释文】

初六，没有灾祸。

《象》曰：刚柔之际，义无咎也。

【释文】

《象》说：处于刚柔交接的位置，理当没有灾难。

际：本意为两堵墙交合的缝隙，即边界，引申为相接。

九二，田获三狐，得黄矢，贞吉。

【释文】

九二，狩猎抓到三只狐狸，获得黄色的箭头，正固吉祥。

田：狩猎。

狐：狐狸，可引申为小人。

矢：箭头。黄矢：黄色箭头。

《象》曰：九二贞吉，得中道也。

【释文】

《象》说：九二正固吉祥，是因为得到中间的位置。

六三，负且乘，致寇至，贞吝。

【释文】

六三，背负贵重之物而乘坐车上，招致强盗前来，正固吉祥。

负：背负，从前后文此处指货物贵重。

寇：强盗。

《象》曰：负且乘，亦可丑也，自我致戎，又谁咎也？

【释文】

《象》说：背负贵重货物而坐车，这是受人指摘的行为，自己招致强盗，又能怪谁呢？

丑：难看，引申为受人指摘。

戎（róng）：兵器的总称。致戎：招致争斗。

九四，解而拇，朋至斯孚。

【释文】

九四，解开（被束缚的）脚拇趾，朋友来到，有诚信。

拇：手、脚的大指，此指脚的大拇趾。

《象》曰：解而拇，未当位也。

【释文】

《象》说：解开脚的大拇趾，是因为居位不当。

六五，君子维有解，吉；有孚于小人。

【释文】

六五，君子能够纾解险难，吉祥，以诚信对待（感化）小人。

维：语气助词。

《象》曰：君子有解，小人退也。

【释文】

《象》说：君子能够纾解险难，是因小人退缩了。

上六，公用射隼于高墉之上，获之，无不利。

【释文】

上六，王公射箭击中高墙上的恶鹰，擒获它，无所不利。

隼（sǔn）：老鹰，凶猛的鸟，可引申为坏人。

墉：城墙。高墉之上：引申为小人所窃取的高位。

《象》曰：公用射隼，以解悖也。

【释文】

《象》说：王公射中恶鹰（坏人），是为了解除悖乱者（所造成的险难）。

悖（bèi）：悖逆。

第四十一卦　损　卦

损：有孚，元吉，无咎，可贞，利有攸往；曷之用？二簋可用享。

【释文】

《损卦》：有诚信，大为吉祥，没有灾难，可以正固，适宜有所前往。有什么用？两簋祭品可用来敬神或祭祀。

曷（hé）：通"何"。

簋（guǐ）：外圆内方的器皿，用作祭器或盛食物。二簋：两个祭器，形容祭祀的供品不丰盛。

享：享用；引处指献祭。

《彖》曰：损，损下益上，其道上行；损而有孚，元吉，无咎，可贞，利有攸往；曷之用？二簋可用亨；二簋应有时，损刚益柔有时；损益盈虚，与时偕行。

【释文】

《彖》说：损卦，减损下面，增益上面，其道路是向上行。损卦有诚信，大为吉祥，没有祸害，可以正固，适宜前往，可用于什么？两簋祭品可用来敬神或祭祀。二簋祭品献祭应配合时机，减损刚强者增益柔弱者也应配合时机；减损与增益，满盈与亏虚，选择合适的时序而行。

损下益上：损卦由地天泰卦的九三与上六对调变化而来，阳爻的九三变化为阴爻，"损下"；上六的阴爻变化为上九，"益上"。

《象》曰：山下有泽，损；君子以惩忿窒欲。

【释文】

《象》说：损卦的上卦为艮为山，下卦为兑为泽，即损卦的卦象为"山下有沼泽"。君子由此领悟要抑止忿怒，杜绝私欲。

惩：惩戒，戒止。

窒：阻塞不通。

初九，已事遄往，无咎；酌损之。

【释文】

初九，事情结束就赶紧前往，没有过错；酌量减损。

已：结束，完成。

遄（chuán）：快，疾速。

酌：斟酌，酌情。

《象》曰：已事遄往，尚合志也。

【释文】

《象》说：事情结束就赶紧前往，是因为与上位者心志相通。

尚：通"上"，上位，此指六四。

九二，利贞，征凶；弗损益之。

【释文】

九二，适宜正固，出征有凶祸；不要减损它而要增益它。

征：出征。

《象》曰：九二利贞，中以为志也。

【释文】

《象》说：九二利于正固，说明应当将居中作为其心志。

六三，三人行则损一人，一人行则得其友。

【释文】

六三，三人同行将减损一人，一人出行则可获得友伴。

三人：既可理解为实际的三人，也可理解为多人。

《象》曰：一人行，三则疑也。

【释文】

《象》说：一人独行，三人同行会引起猜疑。

六四，损其疾，使遄有喜，无咎。

【释文】

六四，减损其疾病，使之很快有喜事，没有过错。

疾：疾患，疾病。

喜：好事，也可理解为妊娠，从前后文看应为前者，但上卦为艮为果蓏，可引申为妊娠。

《象》曰：损其疾，亦可喜也。

【释文】

《象》说：减损疾病，也是值得喜庆的。

六五，或益之十朋之龟，弗克违，元吉。

【释文】

六五，有人增益他价值十朋的龟，不要违背，大为吉祥。

十朋：古代货币单位谓双贝为"朋"，十朋即二十贝，犹言价值昂贵。

《象》曰：六五元吉，自上祐也。

【释文】

《象》说：六五大为吉祥，这是上位者施予的祐助。

上：上位者，此处指上九。

祐：保祐，庇祐，帮助。

上九，弗损益之，无咎，贞吉；利有攸往，得臣无家。

【释文】

上九，不是减损，而是增益，没有灾祸，正固吉祥；适宜前往，得到臣子没有私家。

无家：作为上位者，心中只有臣民，没有私家利益。

《象》曰：弗损益之，大得志也。

【释文】

《象》说：不是减损，而是增益，是因为充分实现了自己的心志。

第四十二卦　益　卦

益：利有攸往，利涉大川。

【释文】

《益卦》：适宜前往，适宜渡过大河。

《彖》曰：益，损上益下，民说无疆；自上下下，其道大光；利有攸往，中正有庆；利涉大川，木道乃行；益动而巽，日进无疆；天施地生，其益无方；凡益之道，与时偕行。

【释文】

《彖》说：益卦，减损上面增益下面，百姓心情非常愉悦；从上面来到下面，其道德大放光芒；适宜前往，居中守正则有喜庆；适宜渡过大河，是因为有木船可以通行；益卦行动而顺利，每日进步没有止境；天体旋转，大地生养，它增益万方；所有增益的法则，都要配合时势而进行。

说：通"悦"，喜悦。

无疆：没有边界。

下下：前一"下"为动词，犹言深入；后一"下"用如名词，即下层，犹言民间。

木：上卦的巽为木。木道：以木船为道。

无方：没有方向，引申为所有方向，同"无疆"。

《象》曰：风雷，益；君子以见善则迁，有过则改。

【释文】

《象》说：上卦为巽为风，下卦为震为雷，上卦风下卦雷这是益卦的卦象；君子由此领悟，要见到善行就心向往之，有过错就改正。

迁：即"就"，引申为向往。

初九，利用为大作，元吉，无咎。

【释文】

初九，适宜用来做大事，非常吉祥，没有灾祸。

大作：大的作为。

《象》曰：元吉无咎，下不厚事也。

【释文】

《象》说：最为吉祥没有过错，在下位者不必尽力侍奉（上位者）。

厚：重。事：侍奉。

六二，或益之十朋之龟，弗克违，永贞吉；王用享于帝，吉。

【释文】

六二，有人增益给他价值十朋的龟，不能拒绝，永远正固吉祥；君王用来祭祀上天，吉祥。

克：能。违：违背。

《象》曰：或益之，自外来也。

【释文】

《象》说：有人增益他，这是从外面来的。

外：外卦，这里指与正应的九五。

六三，益之用凶事，无咎，有孚中行；告公用圭。

【释文】

六三，将增益之物用于不好的事（灾荒、战乱等），没有过错，有诚信，居中而行；用珍圭向王公禀告。

凶事：不好的事，如灾荒、战乱。

告：禀告，报告。

圭（guī）：玉器一种，古代天子诸侯在祭祀、朝聘中使用的器具，执此以表示"信"。

《象》曰：益用凶事，固有之也。

【释文】

《象》说：将增益用于不好的事，是本来就应该这样。

六四，中行，告公从，利用为依迁国。

【释文】

六四，居中而行，禀告王公而后听从，适宜用来依靠甚至迁都。

迁国：更改国都（以此避害就利）。

《象》曰：告公从，以益志也。

【释文】

《象》说：禀告王公而听从，是要增强自己的心志。

九五，有孚惠心，勿问元吉；有孚惠我德。

【释文】

九五，真诚有爱心，不必占问也是大为吉祥；真诚回报我的高尚德行。（九五为尊位，为君王，君王惠爱，百姓念君恩以回报君王的大德。）

惠心：施惠"天下"之心。

《象》曰：有孚惠心，勿问之矣；惠我德，大得志也。
【释文】
《象》说：真诚有爱心，不必再卜问；回报我的德行，充分实现了心志。

上九，莫益之，或击之，立心勿恒，凶。
【释文】
上九，不要增益他，有人来击打他，所立心志没有恒定，凶险。
立心：居心。
恒：恒定，恒久。

《象》曰：莫益之，偏辞也；或击之，自外来也。
【释文】
《象》说：不要增益他，这是一面之词；有人攻击他，是由外而来的。
偏：片面。

第四十三卦   夬   卦

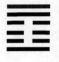

夬：扬于王庭，孚号有厉；告自邑，不利即戎；利有攸往。
【释文】
《夬卦》：在君王的朝廷宣扬，诚信地告知（大家）有危险；消息来源于自己的封地，不适宜出兵作战，（其他）适宜有所前往。
夬（guài）：决断。
扬：宣扬。
号：号令，此处应为"广而告之"。
邑：田邑，采邑，封建王朝时代帝王给卿大夫分封的土地。
即戎：用兵作战。

《彖》曰：夬，决也，刚决柔也；健而说，决而和；扬于王庭，柔乘五刚也；孚号有厉，其危乃光也；告自邑，不利即戎，所尚乃穷也；利有攸往，刚长乃终也。
【释文】
《彖》说：夬，意思是决断，刚强者（阳爻）决断柔顺者（阴爻）。上卦为乾为健，下卦为兑为悦，决断温和。在君王的朝廷上宣扬，阴爻在五个阳爻之上。诚信地告知有危险，其危险才能广为人知。消息来自自己的封地，不适宜出兵作战，是因为往上走已经没有去路。适宜有所前往，阳爻增长到最后就会终止。

尚：通"上"。

长：增长。刚长：阳爻增长。

《象》曰：泽上于天，夬；君子以施禄及下，居德则忌。

【释文】

《象》说：夬卦上卦为兑为泽，下卦为乾为天，卦象为泽到天之上。君子由此领悟，要给下属分配利益，忌讳自居有德。

禄：利益。

初九，壮于前趾，往不胜为咎。

【释文】

初九，强壮于足趾前端，前往不能胜利（胜任）就是灾祸。

《象》曰：不胜而往，咎也。

【释文】

《象》说：不能取胜而急于前往，将遭灾祸。

九二，惕号，莫夜有戎，勿恤。

【释文】

九二，戒惕而呼号深夜有兵戎之事（有敌来犯），不必忧心。

莫（mù）：通"暮"。莫夜：深夜。

《象》曰：有戎勿恤，得中道也。

【释文】

《象》说：有敌来犯，不足为患，是因为取得居中位置。

九三，壮于頄，有凶；君子夬夬独行，遇雨若濡，有愠，无咎。

【释文】

九三，强盛在脸部颧骨上，有凶险。君子刚毅果断独自前行，遇到下雨，衣裳被打湿，有些怒意，没有灾害。

頄（qiú）：颧骨。

夬夬：决而又决，刚毅果断。

濡（rú）：沾湿，润泽。

愠（yùn）：怒意。

《象》曰：君子夬夬，终无咎也。

【释文】

《象》说：君子刚毅果断，最终没有灾害。

九四，臀无肤，其行次且；牵羊悔亡，闻言不信。

【释文】

九四，臀部失去皮肤，走路艰难；牵羊而行，懊恼消失，听到传言却不相信。

次且（zī jū）：行止困难之状。

《象》曰：其行次且，位不当也；闻言不信，聪不明也。

【释文】

《象》说：行路艰难，是因为九四阳爻而居柔位，位置不当；听到传言却不相信，是因为耳虽聪但目不明。

九五，苋陆夬夬，中行无咎。

【释文】

九五，像斩除柔脆的苋陆草一样刚毅果决，居中而行乃无祸害。

苋（xiàn）陆：一种草名。

《象》曰：中行无咎，中未光也。

【释文】

《象》说：居中而行没有灾难，是因为中道没有发扬光大。

上六，无号，终有凶。

【释文】

上六，不呼号，凶险终究难逃。

号（háo）：呼号。

《象》曰：无号之凶，终不可长也。

【释文】

《象》说：不用呼号而有凶祸，是因为终局不远了。

第四十四卦 姤 卦

姤：女壮，勿用取女。

【释文】

《姤卦》：女子强壮，不要娶（这个）女子。

姤（gòu）：相遇。

《彖》曰：姤，遇也，柔遇刚也；勿用取女，不可与长也；天地相遇，品物咸章也；刚遇中正，天下大行也；姤之时义大矣哉！

【释文】

《彖》说：姤，即相遇，即指初六阴爻与其余五阳爻相遇；不要娶这个女子，是因为不可能和她一起成长；天与地相遇（天地之气交感），万千生物都彰显（生机）；阳爻遇到居中守正的机会，天下（事）进展非常顺利；姤卦的时势意义多么大啊！

　　品物：各种生物。

《象》曰：天下有风，姤；后以施命诰四方。

【释文】

　　《象》说：姤卦的卦象是上卦为乾为天，下卦为巽为风，为天下有风的卦象；君王由此领悟，要发布命令，昭告天下。

　　后：君王。

　　施命：发布命令。

　　诰（gào）：君王的命令。

　　四方：东南西北，代指天下。

初六，系于金柅，贞吉；有攸往，见凶；羸豕孚蹢躅。

【释文】

　　初六，固定在金制的制动器上，正固吉祥；有所前往，出现凶祸；被拴系住的猪在挣扎。

　　柅（nǐ）：古代用于止住车轮不动的装置，即刹车器。

　　羸（léi）：为"缧"，拴系。

　　豕（shǐ）：猪。

　　蹢躅（zhízhú）：徘徊不前的样子，从前后文之意理解为"来回挣扎"。

《象》曰：系于金柅，柔道牵也。

【释文】

　　《象》说：紧系在金柅上，是被阴爻（初六）牵制住。

九二，包有鱼，无咎，不利宾。

【释文】

　　九二，厨房有鱼，没有灾祸，但不适宜招待宾客。

　　包：通"庖"，厨房。

　　鱼：阴物，代指初六。

《象》曰：包有鱼，义不及宾也。

【释文】

　　《象》说：厨房有鱼，理当不能用来宴请宾客。

九三，臀无肤，其行次且；厉，无大咎。

【释文】

　　九三，臀部失去皮肤，行走困难；有危险，但没有大的灾难。

《象》曰：其行次且，行未牵也。

【释文】

《象》说：行走困难，是因为没有牵引的力量。

九四，包无鱼，起凶。

【释文】

九四，厨房中没有鱼，发起行动则有凶险。

《象》曰：无鱼之凶，远民也。

【释文】

《象》说：厨中无鱼的凶险，是因为远离了百姓。

九五，以杞包瓜，含章，有陨自天。

【释文】

九五，用杞树叶包住瓜果，内含文采，自天下掉落下来。

杞：杞树，一种高大的乔木。

包：裹住，可引申为庇护之意。

瓜：瓜果，可引申为贤者，有成就的人。

陨（yǔn）：陨落。

《象》曰：九五含章，中正也；有陨自天，志不舍命也。

【释文】

《象》说：九五内含文采，是因为既中且正；从天上掉落下来，是因为心意没有放弃使命。

舍：放弃。

命：使命。

上九，姤其角，吝，无咎。

【释文】

上九，遇到头上的角，困难，（但）没有灾难。

《象》曰：姤其角，上穷吝也。

【释文】

《象》说：遇到头上的角，是因为上到尽头，到了穷困之境地。

第四十五卦　萃　卦

萃：亨，王假有庙；利见大人，亨，利贞；用大牲吉，利有攸往。

【释文】

《萃卦》：亨通，君王到宗庙（祭祀）；有利于见到大人，亨通，适宜于正固；

用大牲口祭祀，吉祥，适宜有所前往。

假（gě）：到。

《彖》曰：萃，聚也；顺以说，刚中而应，故聚也；王假有庙，致孝享也；利见大人亨，聚以正也；用大牲吉，利有攸往，顺天命也；观其所聚，而天地万物之情可见矣。

【释文】

《彖》说：萃，聚集的意思；下卦为坤为顺，上卦为兑为悦，九五阳爻居上卦中位，所以这是聚集；君王来到宗庙，就是尽孝，让（先帝）享用祭祀（供品）；有利于见到大人，亨通，以正道（正当的理由）聚集；用大牲口祭祀，吉利，利于有所前往，这是顺应天命；君子观察其聚集（的方式和地方），就可了解天地万物的真实情况了。

刚中：指九五。

致：表达。

《象》曰：泽上于地，萃；君子以除戎器，戒不虞。

【释文】

《象》说：萃卦上卦为兑为泽，下卦为坤为地，萃卦的卦象是泽到地上。君子由此领悟，要准备兵器，防范不测。

除：通"储"，储备。

戎（róng）：兵器的总称。

虞（yú）：预料。

初六，有孚不终，乃乱乃萃；若号，一握为笑；勿恤，往无咎。

【释文】

初六，有诚信，不能坚持到底，于是散乱，于是聚集；如果呼号，一握手就破涕为笑；不用忧虑，前往没有灾难。

《象》曰：乃乱乃萃，其志乱也。

【释文】

《象》说：于是散乱于是聚集，是因为其心志已乱。

六二，引吉，无咎，孚乃利用禴。

【释文】

六二，牵引吉祥，没有灾难；有诚信，适宜举行禴春季的祭祀。

禴（yuè）：古代四时祭祀之一，殷朝称"春祭"为"禴"。

《象》曰：引吉无咎，中未变也。

【释文】

《象》说：牵引吉祥，没有灾难，是因为在中间没有改变（心志不移）。

六三，萃如，嗟如，无攸利；往无咎，小吝。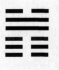

【释文】

六三，聚集的样子，叹息的样子，没有什么适宜；前往不会有灾难，但有小困难。

《象》曰：往无咎，上巽也。

【释文】

《象》说：前往没有灾难，是因为上有互巽卦。

巽：六三、九四、九五构成了互巽卦，六三即是互巽卦的最下一爻，故"上巽"。

九四，大吉，无咎。

【释文】

九四，非常吉祥，没有灾难。

《象》曰：大吉无咎，位不当也。

【释文】

《象》说：非常吉祥，没有灾难，是因为位置不当（不中不正）。

位不当：九四为阳爻居柔位，故不当。

九五，萃有位，无咎；匪孚，元永贞，悔亡。

【释文】

九五，聚众而拥有君位，没有灾难；没有诚信，开始恒久正固，懊恼消失。

有位：拥有君位，九五"飞龙在天"，为君位。

《象》曰：萃有位，志未光也。

【释文】

《象》说：聚集而有君位，其心意并未广大。

上六，赍咨涕洟，无咎。

【释文】

上六，悲伤叹息，泪流满面，没有灾难。

赍咨（jī zī）：悲伤叹息。

洟（yí）：鼻涕。

《象》曰：赍咨涕洟，未安上也。

【释文】

《象》说：悲伤叹息，泪流满面，是说因为没有能安居上位（穷途末路）。

第四十六卦 升 卦

升：元亨，用见大人，勿恤，南征吉。

【释文】

升卦：最为通达，适宜见到大人，不用担心，南征吉祥。

用：宜。

《彖》曰：柔以时升，巽而顺，刚中而应，是以大亨，用见大人，勿恤，有庆也；南征吉，志行也。

【释文】

《彖》说：阴爻因时而上升，下卦为巽为顺，九二阳爻处于中间，上有六五正应，因而大为亨通，适宜见到大人，不用担心，有喜庆；南征吉祥，是因为心意可以实现。

《象》曰：地中生木，升；君子以顺德，积小以高大。

【释文】

《象》说：升卦上卦为坤为地，下卦为巽为木，升卦的卦象即"地中生木"；君子由此领悟，要积少成多，积微成巨。

初六，允升，大吉。

【释文】

初六，同意上升，非常吉祥。

《象》曰：允升大吉，上合志也。

【释文】

《象》说：同意上升而非常吉祥，是因为与上方心意相合。

九二，孚乃利用禴，无咎。

【释文】

九二，有诚信，适宜举行春季祭祀，没有灾难。

《象》曰：九二之孚，有喜也。

【释文】

《象》说：九二的诚信，是因为有喜庆。

九三，升虚邑。

【释文】

九三，上升到空旷的领地。

虚：空虚，空旷。

《象》曰：升虚邑，无所疑也。
【释文】
《象》说：上升到空旷的领地，没有什么疑虑。

六四，王用亨于岐山，吉，无咎。
【释文】
六四，君王在岐山献祭，吉祥，没有灾难。
亨：通"享"，祭祀。

《象》曰：王用亨于岐山，顺事也。
【释文】
《象》说：君王在岐山献祭，是顺势而为。

六五，贞吉，升阶。
【释文】
六五，正固吉祥，上得高位。

《象》曰：贞吉升阶，大得志也。
【释文】
《象》说：正固吉祥，上得高位，是因为充分实现了自己的心意。

上六，冥升，利于不息之贞。
【释文】
上六，在昏昧中上升，适宜于不成长的正固。
息：生长，成长。

《象》曰：冥升在上，消不富也。
【释文】
《象》说：昏昧中上升到高位，会消退而不再富强。

第四十七卦 困 卦

困：亨，贞，大人吉，无咎；有言不信。
【释文】
《困卦》：亨通，正固，对大人吉祥，没有灾难；说话不被信任。

《彖》曰：困，刚揜也；险以说，困而不失其所，亨，其为君子乎？贞，大人吉，以刚中也；有言不信，尚口乃穷也。

【释文】

《彖》说：困卦，阳爻受到压制，下卦为坎为危险，上卦为兑为喜悦，受困而不失去其立场，所以亨通，这难道不是君子吗？正固，对大人而言吉祥，是因为阳爻在中位；说话也没人相信，是因为上面的嘴已经到了尽头。

揜（yǎn）：即"掩"，《说文解字》："弇，盖也；掩，覆也。"

《象》曰：泽无水，困；君子以致命遂志。

【释文】

《象》说：沼泽中没有水，这就是困卦，君子由此领悟，要舍弃性命，完成志愿。

初六，臀困于株木，入于幽谷，三岁不觌。

【释文】

初六，臀部受困于丛木中，进入幽暗的山谷里，多年不能相见。

株：树干。

觌（dí）：见面。

《象》曰：入于幽谷，幽不明也。

【释文】

《象》说：进入幽暗的山谷，是因为幽暗而不明。

九二，困于酒食，朱绂方来，利用享祀；征凶，无咎。

【释文】

九二，受困于酒食，大红官服刚到，适宜献祭；出兵征讨凶险，没有灾难。

绂（fú）：古代祭祀的服饰。朱绂：红色官服。

《象》曰：困于酒食，中有庆也。

【释文】

《象》说：困于酒食中，是因为居中位而有喜庆。

六三，困于石，据于蒺藜；入于其宫，不见其妻，凶。

【释文】

六三，受困于石头中，依靠在蒺藜边；进入房间，没见到妻子，凶险。

蒺藜（jílí）：一种可入药的草本植物。

《象》曰：据于疾藜，乘刚也；入于其宫，不见其妻，不祥也。

【释文】

《象》说：依靠在蒺藜边，是因为六三阴爻乘凌九二阳爻上；进入房间，没见到妻子，这是不祥之兆。

九四，来徐徐，困于金车，吝，有终。

【释文】

九四，慢慢到来，受困于金车中，有困难，但有好的结果。

徐徐：缓慢的样子。

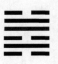

《象》曰：来徐徐，志在下也；虽不当位，有与也。

【释文】

《象》说：慢慢来到，是因为其心愿在下面；虽然位置不当，但有接应者。

与：接应。

九五，劓刖，困于赤绂；乃徐，有说，利用祭祀。

【释文】

九五，鼻被割去，足被砍掉，受困于红色官服中；于是缓慢行动，可以脱离困境，适宜祭祀。

劓（yì）：割鼻之刑。刖（yuè）：截足之刑。

说（tuō）："脱"，逃脱。

《象》曰：劓刖，志未得也；乃徐有说，以中直也；利用祭祀，受福也。

【释文】

《象》说：鼻被割去，足被砍掉，是因为心愿未能实现；慢慢得以解脱，是因为居中守正；适宜祭祀，是要因此而受到赐福。

上六，困于葛藟，于臲卼，曰动悔；有悔，征吉。

【释文】

上六，受困于藤蔓之中，受困于高危之地，这即是因行动而后悔；因有悔恨，前进则吉祥。

葛藟（lěi）：藤类植物。

臲卼（niè wù）：动摇不安的样子。

《象》曰：困于葛藟，未当也；动悔有悔，吉行也。

【释文】

《象》说：受困于藤蔓之间，是因为居位不当；有了行动而后悔，这种悔恨，吉祥于前行。

第四十八卦　井　　卦

井：改邑不改井，无丧无得；往来井井；汔至亦未繘井，羸其瓶，凶。

【释文】

《井卦》：可以迁移村庄，但井不能迁移；没有失去没有收获；来来往往的人秩序井然；

汲水时，快到而尚未拉出井口，碰坏了瓶子，凶险。

汔（qì）：通"迄"，接近，几乎。

繘（jú）：绳，此指以绳拉出井口。

羸（léi）：毁坏。

《彖》曰：巽乎水而上水，井；井养而不穷也；改邑不改井，乃以刚中也；汔至，亦未繘井，未有功也；羸其瓶，是以凶也。

【释文】

《彖》说：井卦的卦象是入于水中而提水上来；井水养人而不枯竭；迁移村庄也不迁移水井，是因为阳爻在中间；汲水时，接近但没有拉出井口，还是没有功绩；损伤水瓶，所以说凶险。

刚中：九二、九五均是阳爻在中间位置，提示有诚信有力量。

《象》曰：木上有水，井；君子以劳民劝相。

【释文】

《象》说：下卦为巽为木，下卦为坎为水，木上有水，是井卦的卦象；君子由此领悟，要慰劳百姓，劝助他人。

初六，井泥不食，旧井无禽。

【释文】

初六，水井有淤泥，井水不能食用，旧井没有禽兽（价值）。

《象》曰：井泥不食，下也；旧井无禽，时舍也。

【释文】

《象》说：井底有污泥，井水不可食用，因为这是井的最下面；旧井没有禽兽（价值），是因为到了舍弃的时候。

九二，井谷射鲋，瓮敝漏。

【释文】

九二，井底有小鱼游动，装水的罐子又破又漏。

井谷：井底。

射：快速移动。鲋（fù）：鲫鱼，通指小鱼。

瓮（wèng）：盛水或酒的瓦罐或陶器。

《象》曰：井谷射鲋，无与也。

【释文】

《象》说：井底有小鱼游动，是因为没有能与之接应的。

九三，井渫不食，为我心恻；可用汲，王明，并受其福。

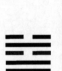

【释文】

九三，井淘洗干净，而没人食用（井水），我心中悲伤；可以用来汲水，君王英明，大家一起享受福泽。

渫（xiè）：清除污垢。

恻：悲伤的样子。

《象》曰：井渫不食，行恻也；求王明，受福也。

【释文】

《象》说：井水洁净却未被汲食，是因为有悲伤的事情；祈求君王英明，百姓享福。

六四，井甃，无咎。

【释文】

六四，井的内壁已修好，没有灾害。

甃（zhòu）：以砖修井。

《象》曰：井甃无咎，修井也。

【释文】

《象》说：井的内壁已修好，没有灾难，是因井已经整修完毕。

九五，井冽寒泉，食。

【释文】

九五，井水甘洁清凉，可以食用。

《象》曰：寒泉之食，中正也。

【释文】

《象》说：清凉的井水可以食用，是因为既中且正。

中正：九五既中且正。

上六，井收勿幕，有孚元吉。

【释文】

上六，进口收拢，不要加盖，有诚信，大为吉祥。

幕：盖，覆盖。

《象》曰：元吉在上，大成也。

【释文】

《象》说：在上大为吉祥，是因为大功告成。

第四十九卦 革 卦

革：己日乃孚，元亨，利贞，悔亡。

【释文】

《革卦》：到了己日就有诚信（确切消息），大为亨通，适宜正固，懊恼消失。

己：十天干之一，为第六日，在五行属"土"，"中正蓄藏"，变革之人需要做事"中正"。

孚：诚信，此处可引申为"可实现"。

《彖》曰：革，水火相息，二女同居，其志不相得，曰革；己日乃孚，革而信之；文明以说，大亨以正；革而当，其悔乃亡；天地革而四时成；汤武革命，顺乎天而应乎人，革之时大矣哉。

【释文】

《彖》说：革卦，下卦为离为火，上卦为兑为泽，水与火同处（一卦），下卦为离为中女，上卦为兑为少女，中女少女同居（一家），两人心意不合，称为"革"；到了己日就有了消息，变革就有诚信；文采光明而能喜悦，非常亨通而能守正；变革做到了恰当，懊恼就会消失；天地变化而春夏秋冬的时序就确定下来；商汤和周武王的革命，顺应天道和人心，变革的时机是多么重要啊。

说：通"悦"，喜悦。

汤：商汤，商朝的开国之君。武：周武王，周朝的开国之君。

《象》曰：泽中有火，革；君子以治历明时。

【释文】

《象》说：革卦上卦为兑为泽，下卦为离为火，革卦的卦象是沼泽中有火；君子由此领悟，要制定历法，明辨时序。

初九，巩用黄牛之革。

【释文】

初九，用黄牛的皮革绑牢。

巩：绑牢，加固。

《象》曰：巩用黄牛，不可以有为也。

【释文】

《象》说：用（坚韧的）黄牛皮绑牢，不可以有所作为。

六二，己日乃革之，征吉，无咎。

【释文】

六二，己日才来变革，前进吉祥，没有灾祸。

《象》曰：己日革之，行有嘉也。

【释文】

《象》说：己日变革，行动会有美好（的结果）。

九三，征凶，贞厉；革言三就，有孚。

【释文】

九三，前进凶险，正固危险，变革之言多次应验，有诚信。

就：成，合，应验。

《象》曰：革言三就，又何之矣。

【释文】

《象》说：变革之言多次应验，又去哪里呢！

之：走。

九四，悔亡，有孚，改命，吉。

【释文】

九四，懊恼消失，有诚信，改变命运，吉祥。

《象》曰：改命之吉，信志也。

【释文】

《象》说：改变命运的吉祥，是因为有可信的志向。

九五，大人虎变，未占有孚。

【释文】

九五，大人像猛虎一样进行变革，没有占卜，就有诚信。

《象》曰：大人虎变，其文炳也。

【释文】

《象》说：大人像猛虎一样推行变革，其文采灿烂耀眼。

上六，君子豹变，小人革面，征凶，居贞吉。

【释文】

上六，君子改变迅如猛豹，小人（洗心）革面，前进有凶祸，守住正固吉祥。

《象》曰：君子豹变，其文蔚也；小人革面，顺以从君也。

【释文】

《象》说：君子变化迅如猛豹，其文采蔚为壮观；小人洗心革面，顺从追随君王。

第五十卦 鼎 卦

鼎，元吉，亨。

【释文】

《鼎卦》：大为吉祥，亨通。

《彖》曰：鼎，象也；以木巽火，亨饪也；圣人亨，以享上帝，而大亨以养圣贤；巽而耳目聪明，柔进而上行，得中而应乎刚，是以元亨。

【释文】

《彖》说：鼎，是以象取卦；把木头放进火中，是烹煮食物；圣人烹煮食物来祭献上帝，进而大量烹煮食物以养育圣贤之人；随顺而耳聪目明，阴爻前进而向上行，取得中位而与阳爻相应，因而最为亨通。

柔进而上行：本卦由天山遁卦变化而来，遁卦的六二与九五对调，而成鼎卦，故有"柔进而上行"。

《象》曰：木上有火，鼎；君子以正位凝命。

【释文】

《象》说：鼎卦下卦为巽为木，上卦为离为火，鼎卦的卦象即木上有火；君子由此领悟，要端正自己的职位，集中自己的使命。

初六，鼎颠趾，利出否；得妾以其子，无咎。

【释文】

初六，鼎足颠倒向上，适宜走出否塞不通的状态；娶妾并生出儿子，没有过错。

颠趾：鼎足向上。

否：通"痞"，否塞不通。

《象》曰：鼎颠趾，未悖也；利出否，以从贵也。

【释文】

《象》说：将鼎足颠倒向上，并不违背常理；有利于走出否塞，是因为要追随贵人。

悖（bèi）：逆乱，违背常理。

九二，鼎有实；我仇有疾，不我能即，吉。

【释文】

九二，鼎中装满食物；我的仇敌身有疾患，不能接近我，吉祥。

实：与虚相对，指鼎内有食物。

仇：仇敌，敌人，对手。

即：接近。

《象》曰：鼎有实，慎所之也；我仇有疾，终无尤也。

【释文】

《象》说：鼎中有食物，需要谨慎安排去向；我的仇敌有疾患，终究没有责难。

九三，鼎耳革，其行塞，雉膏不食；方雨，亏悔，终吉。

【释文】

九三，鼎耳被革除；行动受到阻碍，吃不到山鸡的美味；正在下雨，消除懊恼，最终吉祥。

雉：山鸡。膏：美味。

亏：减，损，消除。

《象》曰：鼎耳革，失其义也。

【释文】

《象》说：鼎耳被革除，是因失去了正义。

九四，鼎折足，覆公𫗧，其形渥，凶。

【释文】

九四，鼎足折断，王公的珍馐美味倾倒了，沾染到鼎身上，凶险。

折：断。

𫗧（sù）：珍馐美味。

形：形体，外形。渥（wò）：沾染。

《象》曰：覆公𫗧，信如何也。

【释文】

《象》说：倾倒了王公的珍馐美味，这结果会怎么样呢？！

六五，鼎黄耳金铉，利贞。

【释文】

六五，鼎有黄色的耳与金制的铉，适宜正固。

铉（xuàn）：举鼎的器具。

《象》曰：鼎黄耳，中以为实也。

【释文】

《象》说：鼎有黄耳，是因为居中而实在。

上九，鼎玉铉，大吉，无不利。

【释文】

上九，鼎有玉石之铉，最为吉祥，没有什么不适宜的。

《象》曰：玉铉在上，刚柔节也。

【释文】

《象》说：玉石之铉在鼎上，表明刚柔相宜。

节：节度，引申为适宜。

第五十一卦 震 卦

震，亨，震来虩虩，笑言哑哑；震惊百里，不丧匕鬯。

【释文】

《震卦》：通达，震动起来惊慌不已，谈笑时稳定从容；震动惊动到百里之外，祭祀的用物与酒食不会失手。

虩虩（xì xì）：恐惧的样子。

哑：有节奏的声音。

匕：勺型器具，用以取鼎中食物用。

鬯（chàng）：以黍酿制的酒。

《彖》曰：震，亨；震来虩虩，恐致福也；笑言哑哑，后有则也；震惊百里，惊远而惧迩也；出可以守宗庙社稷，以为祭主也。

【释文】

《彖》说：震卦，亨通；震动起来惊恐不安，是因为恐惧（小心）可以带来福报；谈笑时仍稳定从容，是因为心中有法则；震动惊动到百里之外，是要惊醒远方的人而让身边的人戒惧；（国君）外出可守护宗庙，保卫国家，可以担任祭祀的主持。

迩（ěr）：近。

《象》曰：洊雷，震；君子以恐惧修省。

【释文】

《象》说：震卦的卦象就是一个雷接一个雷；君子由此领悟，要有所戒惧，省己修身。

洊（jiàn）：再至，连续来。

初九，震来虩虩，后笑言哑哑，吉。

【释文】

初九，震动起来惊慌不安，然后谈笑若定，吉祥。

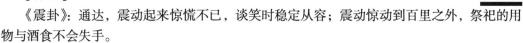

《象》曰：震来虩虩，恐致福也；笑言哑哑，后有则也。

【释文】

震动起来惊恐不安，是因为恐惧（小心）可以带来福报；谈笑时仍稳定从容，是因为心中有法则。

六二，震来厉，亿丧贝；跻于九陵，勿逐，七日得。

【释文】

六二，震动来临时危险，失去大量钱财；登上九重山陵，不要追赶，七天可复得。

亿：古人以"亿"表示十万，形容量大。

贝：钱币或货币，引申为重要的东西。

跻（jī）：登上，上升。

《象》曰：震来厉，乘刚也。

【释文】

《象》说：震动来临时危险，是因为六二阴爻凌驾于初九阳爻之上。

六三，震苏苏，震行无眚。

【释文】

六三，震动得微微发抖，震动后行动没有灾害。

苏苏：微微颤抖。

《象》曰：震苏苏，位不当也。

【释文】

《象》说：震动得微微发抖，是因为位置不恰当。

位不当：六三为阴爻居刚位。

九四，震遂泥。

【释文】

九四，因震动（惊慌失措）而陷入泥泞。

遂：通"坠"，坠落，跌入。

泥：泥泞。

《象》曰：震遂泥，未光也。

【释文】

《象》说：震动陷入泥泞，是因为不能发扬光大。

未光：不能发扬光大，是因为九四为阳爻陷入上下四个阴爻之中。

六五，震往来厉；亿无丧，有事。

【释文】

六五，震动之时，前往与来到都有危险；没有大量丢失，但有事（故）发生。

《象》曰：震往来厉，危行也；其事，在中，大无丧也。

【释文】

《象》说：前往与来到都有危险，是因为危险的行动；有事（故）发生，在中间位置，没有大量丧失。

上六，震索索，视矍矍，征凶；震不于其躬，于其邻，无咎；婚媾有言。

【释文】

上六，雷动时全身发抖，四处张望，前往会有凶祸；震动不在自己，在于邻居，没有灾难；婚配会受到责难。

索索（suǒ suǒ）：颤抖的样子。

矍矍（jué jué）：双眼四处张望的样子。

躬：自身，自己。

邻：邻居，邻里，他人。

言：责备之语。

《象》曰：震索索，中未得也；虽凶无咎，畏邻戒也。

【释文】

《象》说：震动时全身发抖，是因没有获得中间位置；虽然凶险但没有灾难，是因为害怕邻居（六五）而戒备。

第五十二卦 艮 卦

艮，艮其背，不获其身；行其庭，不见其人；无咎。

【释文】

《艮卦》：止于其背部，没有获得他的身体；行走于庭院中，没有见到这个人；没有灾难。

身：身体，如为女性可引申为怀孕。

《彖》曰：艮，止也；时止则止，时行则行；动静不失其时，其道光明；艮其止，止其所也；上下敌应，不相与也，是以不获其身；行其庭不见其人，无咎也。

【释文】

《彖》说：艮，就是终止，停止；是时候终止就终止，是时候行动就行动；动与静都合时宜，其前途光明；艮卦所谓的停止，就是止于合宜之处；上位者与下位者相互敌对，就不能彼此照应，就不能获得他的身体；行走于庭院中，不能见到这个人，没有灾难。

《象》曰：兼山，艮；君子以思不出其位。

【释文】

《象》说：艮卦是上下两个艮卦重叠，君子由此领悟，思考问题不要超出其本位。

初六，艮其趾，无咎，利永贞。

【释文】

初六，停止脚趾（运动），没有过错，适宜长久正固。

《象》曰：艮其趾，未失正也。

【释文】

《象》说：停止于脚趾，没有失去正位。

六二，艮其腓，不拯其随，其心不快。

【释文】

六二，止住小腿，不能抬举却要跟随（大腿运动），他的内心不愉快。

拯：通"承"，抬，举。

《象》曰：不拯其随，未退听也。

【释文】

《象》说：不能抬举却要跟随，没有退让听从。

听：听从。

九三，艮其限，列其夤，厉薰心。

【释文】

九三，停止于腰部，撕裂脊背，有危险，忧心如焚。

限：人体上下交际的地方，即腰部。

列：撕裂。

夤（yín）：脊背的肉。

薰（xūn）：以烟火烤制。

《象》曰：艮其限，危薰心也。

【释文】

《象》说：停止于腰部，是因为危险让人心焦不已。

六四，艮其身，无咎。

【释文】

六四，止住身体，没有过错。

《象》曰：艮其身，止诸躬也。

【释文】

《象》说：止住身体，就是要止住每个人自身。

六五，艮其辅，言有序，悔亡。

【释文】

六五，止住牙床与腮部，说话有条理，懊恼消失。

辅：牙床与腮部，说话的辅助器官。

《象》曰：艮其辅，以中正也。

【释文】

《象》说，停止在牙床与腮部，是因为保持居中行正。

上九，敦艮，吉。

【释文】

上九，敦厚地止住，吉祥。

敦：敦厚，笃实。

《象》曰：敦艮之吉，以厚终也。

【释文】

《象》说：敦厚止住的吉祥，以此敦厚来结束。

第五十三卦 渐 卦

渐，女归吉，利贞。

【释文】

《渐卦》：女子出嫁，吉祥。

《彖》曰：渐之进也，女归吉也；进得位，往有功也；进以正，可以正邦也；其位刚得中也；止而巽，动而不穷也。

【释文】

《彖》说：渐卦的前进，女子出嫁吉利；前进而得到合适的位置，前往会有功绩；在正道前进，可以导正国家；它的位置是阳爻得到中间位置；停止而随顺，行动就不会陷入困境。

进以正：渐卦由天地否卦变化而来，否卦的六三与九四对调而成渐卦的六四与九三，各得其正位。

《象》曰：山上有木，渐；君子以居贤德善俗。

【释文】

《象》说：渐卦的下卦为艮为山，下卦为巽为木，渐卦的卦象为山上有木；君子由此领悟，要居住于有美德与良好风俗的地方。

居：居住。

初六，鸿渐于干，小子厉，有言，无咎。

【释文】

初六，大雁渐进到水岸边，对年轻人危险，有责备之言，没有灾难。

鸿：大雁。

干：水岸边。

小子：年轻人，可引申为道德水准低下者。

《象》曰：小子之厉，义无咎也。

【释文】

《象》说：年轻人虽有危险，但理当没有灾难。

六二，鸿渐于磐，饮食衎衎，吉。

【释文】

六二，鸿雁渐进到磐石上，吃喝和乐的样子，吉祥。

磐：磐石，引申为安稳之所。

衎衎（kànkàn）：和乐的样子。

《象》曰：饮食衎衎，不素饱也。

【释文】

《象》说：吃喝和乐的样子，因为不是白吃白喝的。

素：白，引申为没有成本。

九三，鸿渐于陆；夫征不复，妇孕不育，凶；利御寇。

【释文】

九三，鸿雁渐进至台地上；丈夫远征一去不还，妻子怀孕不能生育，凶险；适宜抵御敌寇。

陆：陆地。

《象》曰：夫征不复，离群丑也；妇孕不育，失其道也；利用御寇，顺相保也。

【释文】

《象》说：丈夫出征不再返回，是因为离开了同类；妇人怀孕而不能生育，是因为失去正道；适宜抵抗敌寇，是因为随顺就能安保。

丑：大众，众多。

六四，鸿渐于木，或得其桷，无咎。

【释文】

六四，鸿雁渐进到树上，或者停歇于屋檐上，没有过错。

桷（jué）：方形的椽子，从上下文看可理解为"屋檐"。

《象》曰：或得其桷，顺以巽也。

【释文】

《象》说：或停留于屋檐上，就是因为柔顺而顺利。

九五，鸿渐于陵；妇三岁不孕，终莫之胜，吉。

【释文】

九五，大雁飞行渐进到丘陵，妇人三年不能怀孕，终究不能取胜，吉祥。

《象》曰：终莫之胜，吉，得所愿也。

【释文】

《象》说：终究不能取胜，吉祥，是因为顺遂了心愿。

上九，鸿渐于陆，其羽可用为仪，吉。

【释文】

上九，鸿雁渐进于台地上，它的羽毛可用于仪礼中，吉祥。

《象》曰：其羽可用为仪，吉，不可乱也。

【释文】

《象》说：鸿雁的羽毛可用于仪礼中，吉祥，是因为不可以乱了规矩。

第五十四卦 归 妹 卦

归妹，征凶，无攸利。

【释文】

《归妹卦》：前进凶险，没有什么适宜的。

《彖》曰：归妹，天地之大义也；天地不交而万物不兴；归妹，人之终始也；说以动，所归妹也；征凶，位不当也；无攸利，柔乘刚也。

【释文】

《彖》说：归妹卦，说的是天地之间的大道理。天地阴阳之气没有交感，则万物不能繁衍兴旺。女子出嫁，是人类的生命终而有始；下卦为兑为喜悦，下卦为震为动，喜悦而行动；前进会有凶险，是因为位置不当；没有什么适宜的，是因为阴爻乘凌阳爻之上。

兴：兴起，兴旺。

位不当：位置不恰当，此卦中九二、六三、九四、六五均存在位置不当的问题。

柔乘刚：阴爻在阳爻之上，如六三在九二之上，六五在九四之上。

《象》曰：泽上有雷，归妹；君子以永终知敝。

【释文】

《象》说：归妹卦下卦为兑为泽，上卦为震为雷，即泽上有雷之象；君子由此领悟，要坚持到结束，知道弊端（而防范）。

敝：通"弊"，弊端，害处。

初九，归妹以娣，跛能履，征吉。

【释文】

初九，嫁女儿时，以妹妹陪嫁，脚跛了还能走，前进吉祥。

娣（dì）：古代以妹陪姊同嫁一夫，称妹曰"娣"，即"侧室"。

《象》曰：归妹以娣，以恒也；跛能履吉，相承也。

【释文】

《象》说：嫁女儿时以妹妹陪嫁，这是为了维持长久；跛腿还能行走吉祥，是因为可以继续。

九二，眇能视，利幽人之贞。

【释文】

九二，眼睛有问题还能看，适宜隐居者正固。

眇（miǎo）：眼有疾病视力有问题的人。

幽人：隐居者。

《象》曰：利幽人之贞，未变常也。

【释文】

《象》说：有利于隐居者正固，是因为没有改变常道。

六三，归妹以须，反归以娣。

【释文】

六三，嫁女时以妾为陪嫁，还要回去再以小妹妹为陪嫁。

须：妾。

《象》曰：归妹以须，未当也。

【释文】

《象》说：嫁女时以妾为陪嫁，并不恰当。

九四，归妹愆期，迟归有时。

【释文】

九四，嫁女延误了婚期，晚些出嫁也须静待时机。

愆（qiān）：超过。

期：确定的时间。

时：时机。

《象》曰：愆期之志，有待而行也。

【释文】

《象》说：延误婚期的心愿，是因为有所等待才行动。

六五，帝乙归妹，其君之袂，不如其娣之袂良；月几望，吉。

【释文】

六五，帝乙嫁女，这位女君的服饰还没有陪嫁者的服饰好；月亮已经快要满盈了，吉祥。

帝乙：商朝国王，商纣王之父。

君：皇帝之女嫁为诸侯的正室称为"女君"。

袂（mèi）：原指衣袖，引申为服饰。

几：快要。望：阴历十五，满月之时。月几望：月亮快要满盈了。

《象》曰：帝乙归妹，不如其娣之袂良也，其位在中，以贵行也。

【释文】

《象》说：帝乙嫁女，没有陪嫁者的服饰好，她处于居中的位置，是以尊贵的身份出嫁的。

上六，女承筐，无实；士刲羊无血，无攸利。

【释文】

上六，女子捧着竹篮，里面没有实物；男子宰杀活羊无羊血，没有什么适宜的事。

承：捧。承筐：犹言捧着盛祭品的用具。

实：实物。

刲（kuī）：宰割。

血：血液。

《象》曰：上六无实，承虚筐也。

【释文】

《象》说：上六阴爻中虚无实，正如手捧空虚的竹篮。

第五十五卦　　丰　　卦

丰：亨，王假之；勿忧，宜日中。

【释文】

《丰卦》：亨通，君王来到，没有忧愁，适宜在日上中天时。

假（gě）：到，来到。

忧：忧愁，忧虑。

日中：中午，或太阳照射时。

《彖》曰：丰，大也；明以动，故丰；王假之，尚大也；勿忧宜日中，宜照天下也；日中则昃，月盈则食；天地盈虚，与时消息，而况于人乎？况于鬼神乎？

【释文】

《彖》说：丰卦，盛大、硕大的意思。丰卦下卦为离为明，上卦为震为动，光明而行动；君王来到，崇尚盛大；不用忧愁，适宜在中午，是说这样最有可能普照天下；太阳到中午就西斜，月亮满盈就会亏蚀；天地的满盈与亏蚀，随着时序而增长消退，何况是我们人类呢？何况是鬼神呢？

昃（zè）：太阳偏西。

消：消退。息：增长，生长。

《象》曰：雷电皆至，丰；君子以折狱致刑。

【释文】

《象》说：丰卦的上卦为震为雷，下卦为离为电，丰卦的卦象是雷电一起来到；君子由此领悟，要（正大光明地）判决诉讼，执行刑罚。

折狱：判决诉讼。

致：通"执"，执行。致刑：执行刑罚。

初九，遇其配主，虽旬无咎，往有尚。

【释文】

初九，遇到自己匹配的主子，虽然彼此相当，但没有灾难，前往会有好事。

旬：通"均"，均等。

配主：相匹配之主，与初九相对的是九四。

尚：尊崇，提倡。

《象》曰：虽旬无咎，过旬灾也。

【释文】

《象》说：初九，虽然匹配没有灾难，但超过匹配就是灾难了。

六二，丰其蔀，日中见斗，往得疑疾，有孚发若，吉。

【释文】

六二，遮阳的草帽太大，中午见到星斗，前往受到怀疑猜忌，有诚信呈现的样子，吉祥。

蔀（bù）：遮荫之物，如草帽，草席。

疾：怀疑，猜忌。

发：发生，出现。

《象》曰：有孚发若，信以发志也。

【释文】

《象》说：有诚信呈现的样子，就是因为要用诚信来表现心志。

志：志向，心志，心愿。

九三，丰其沛，日中见沫；折其右肱，无咎。

【释文】

九三，遮蔽的范围很大，中午见到小星星；折断了他的右臂，没有灾难。

沛（pèi）：通"旆"，帷幔。

沫（mèi）：为"斗之辅星"，北斗七星第六颗星（古籍称开阳）的伴星，即大熊座第 80 号星。

肱（gōng）：肱骨。

《象》曰：丰其沛，不可大事也；折其右肱，终不可用也。

【释文】

《象》说：遮蔽的范围很大，不可以做大事；折断了右臂，终究不可以有所作为。

九四，丰其蔀，日中见斗；遇其夷主，吉。

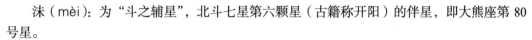

【释文】

九四，遮蔽的范围很大，中午见到了星斗；遇见了与自己相当的主人，吉祥。

夷：平，与"均"义近。

斗：指北斗星，泛指星斗。

《象》曰：丰其蔀，位不当也；日中见斗，幽不明也；遇其夷主，吉行也。

【释文】

《象》说：遮蔽的范围很大，是因为位置不当；中午时分见到星斗，是因为幽暗不明；遇到与自己相当的主人，前行吉祥。

位不当：九四为阳爻居柔位，属于位置不当。

六五，来章，有庆誉，吉。

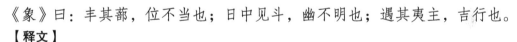

【释文】

六五，光明来到，有喜庆与美名，吉祥。

章：通"彰"，光明。

《象》曰：六五之吉，有庆也。

【释文】

《象》说：六五吉祥，是因为有喜庆。

上六，丰其屋，蔀其家，窥其户，阒其无人；三岁不觌，凶。

【释文】

上六，房屋高大，居室隐蔽，窥其门户，寂静无人影踪；时过三年仍不见露面，凶险。

阒（qù）：寂静无声。

觌（dí）：见面。

《象》曰：丰其屋，天际翔也；窥其户，阒其无人，自藏也。

【释文】

《象》说：房屋高大，飞翔到天边；窥视门户，寂静不见人影，自己隐藏起来。

天际：天边。

翔：飞翔。

第五十六卦　旅　　卦

旅：小亨，旅贞吉。

【释文】

《旅卦》：小的方面亨通，旅行守正吉祥。

《彖》曰：旅，小亨，柔得中乎外而顺乎刚；止而丽乎明，是以小亨，旅贞吉也；旅之时义大矣哉！

【释文】

《彖》说：旅卦，小的方面亨通，六五阴爻居中，而向外顺应刚强者；下卦为艮为止，上卦为离为丽为明，因而小的方面亨通，旅行正固吉祥。旅卦依循时序的价值真大啊！

柔得中：旅卦由天地否卦变化而来，否卦的六三与九五对调，六三成为六五，即"柔得中"。

《象》曰：山上有火，旅；君子以明慎用刑而不留狱。

【释文】

《象》说：下旅卦下卦为艮为山，上卦为离为火，山上有火就是旅卦的卦象；君子由此领悟，要明智谨慎地施用刑罚而不遗留诉讼案件。

初六，旅琐琐，斯其所取灾。

【释文】

初六，旅行时猥猥琐琐，这是他自取的灾祸。

琐琐（suǒsuǒ）：猥琐卑贱之貌。

《象》曰：旅琐琐，志穷灾也。

【释文】

《象》说：旅行时猥猥琐琐，是因为其心志困顿而招致灾祸。

六二，旅即次，怀其资，得童仆，贞。

【释文】

六二，旅行到了旅馆住下，身上带着盘缠，得到童仆，正固。

即：就，到了。

次：客舍，旅馆。《左传》："凡师一宿为舍，再宿为信，过信为次。"原本是说军队的行止，后来引申为客旅之用。

《象》曰：得童仆贞，终无尤也。

【释文】

《象》说：得到童仆正固，最终没有任何责难。

九三，旅焚其次，丧其童仆，贞厉。

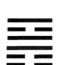

【释文】

九三，旅行时大火烧了旅馆，失去了童仆，正固凶险。

次：旅行所居止之处所或途中暂时停留住宿，此指旅馆。

《象》曰：旅焚其次，亦以伤矣；以旅与下，其义丧也。

【释文】

《象》说：旅行时烧了旅馆，也伤了自己；以旅客对待下人，理当失去童仆。

九四，旅于处，得其资斧，我心不快。

【释文】

九四，旅行到某个地方，得到旅行资金和工具，心情并不愉快。

处：某处，但不指可以居住的旅馆等。

斧：斧头，用于防身或砍伐的工具。

《象》曰：旅于处，未得位也；得其资斧，心未快也。

【释文】

《象》说：旅行到某处，没有获得适当的位置；虽得到盘缠和工具，心中还是不愉快。

六五，射雉，一矢亡，终以誉命。

【释文】

六五，射取野鸡，丢失一支箭，最终获得赞誉和任命。

雉：野鸡。

誉：声誉，赞誉。命：命令，任命。

《象》曰：终以誉命，上逮也。
【释文】
《象》说：最终获得声誉和任命，是因为获得上面的支持。
逮（dài）：到，到达，施与。

上九，鸟焚其巢，旅人先笑，后号咷；丧牛于易，凶。
【释文】
上九，鸟巢被烧毁，旅行者先欢笑，后大哭；在边界丢失了牛，凶险。
易：通"埸"，边界。

《象》曰：以旅在上，其义焚也；丧牛于易，终莫之闻也。
【释文】
《象》说：旅行还要居上位，当然会被火烧；在边界失去牛，最终也没有什么消息。
闻：信息，消息。

第五十七卦　巽　　卦

巽：小亨，利攸往，利见大人。
【释文】
《巽卦》：小的方面亨通，适宜前往，有利于见到大人。
巽：音 xùn。

《彖》曰：重巽以申命，刚巽乎中正而志行；柔皆顺乎刚，是以小亨，利
有攸往，利见大人。
【释文】
《彖》说：上卦下卦均为巽卦，以此来重复发布命令，巽卦阳爻居中位而心意可施展；阴
爻都顺从阳爻，因而小的方面亨通，适宜前往，有利于见到大人。
申：重复。

《象》曰：随风，巽；君子以申命行事。
【释文】
《象》说：巽为风，上卦下卦皆为巽，巽卦的卦象就是风相随；君子由此领悟，要重复发
布命令来施行政事。

初六，进退，利武人之贞。

【释文】

初六，或进或退，适宜军人正固。

《象》曰：进退，志疑也；利武人之贞，志治也。

【释文】

《象》说：进退不定，心怀疑虑；适宜军人正固，是因为心意是修整。

治：修整。

九二，巽在床下，用史巫纷若，吉，无咎。

【释文】

九二，随顺于床下，让祝史、巫师畅所欲言，吉祥，没有灾难。

史巫：古代事神者祝史、巫师的合称。

纷若：发言多而乱的样子。

《象》曰：纷若之吉，得中也。

【释文】

《象》说：畅所欲言的吉祥，是因为取得中间位置。

九三，频巽，吝。

【释文】

九三，频繁发布命令，困难。

频：频繁，反复。

《象》曰：频巽之吝，志穷也。

【释文】

《象》说：频繁发布命令的困难，是因为心志受困。

六四，悔亡，田获三品。

【释文】

六四，懊恼消失，打猎时收获多种猎物。

三品：三种物品，此指多种猎物，引申为收获颇丰。

《象》曰：田获三品，有功也。

【释文】

《象》说：打猎获得多种猎物，是因为有了功绩。

九五，贞吉，悔亡，无不利；无初有终，先庚三日，后庚三日，吉。

【释文】

九五，正固吉祥，懊恼消失，没有什么不适宜的事；没有开始却有好的结果，庚日前三天，庚日后三天，吉祥。

无初：没有开始。有终：有结果，有好的结果。

庚："天干"数居第七位，在"己"之后，为"过中"之数，故古人取以象征"变更"，此处作为"更布新令"之象。

《象》曰：九五之吉，位正中也。

【释文】

《象》说：九五位的吉祥，是因为位置居中且正。

上九，巽在床下，丧其资斧，贞凶。

【释文】

上九，随顺在床底下，丢失了资金与工具，正固凶险。

《象》曰：巽在床下，上穷也；丧其资斧，正乎凶也。

【释文】

《象》说：随顺在床底下，是因为上到了最高处；丢失了资金与工具，是因为正处于凶险中。

第五十八卦　　兑　　卦

兑：亨，利贞。

【释文】

《兑卦》：亨通，适宜正固。

《象》曰：兑，说也；刚中而柔外，说以利贞，是以顺乎天，而应乎人；说以先民，民忘其劳；说以犯难，民忘其死；说之大，民劝矣哉！

【释文】

《象》说：兑卦，即喜悦；阳爻在中间阴爻在上边，喜悦所以利于正固，因而要顺从天道，合乎人心；以喜悦来引导百姓，百姓就忘记了他们的劳苦；以喜悦来做难做的事，百姓就忘记了他们的死伤；喜悦意义的重大，是用来振作百姓的啊。

刚中：二与五位均为阳爻，故"刚中"。柔外：上六为阴爻，故"柔外"。

劝：激励，振作。

《象》曰：丽泽，兑；君子以朋友讲习。

【释文】

《象》说：兑为泽，兑卦的卦象就是两个泽依附在一起；君子由此领悟要与朋友一起讨论与练习。

丽：附丽，附着，依附。

朋友：朋与友。

讲：讨论。习：练习，实践。

初九，和兑，吉。

【释文】

初九，应和而喜悦，吉祥。

和：应和。

兑：喜悦。

《象》曰：和兑之吉，行未疑也。

【释文】

《象》说：应和喜悦的吉祥，是因为行动并不迟疑。

九二，孚兑，吉，悔亡。

【释文】

九二，诚信喜悦，吉祥，懊恼消失。

《象》曰：孚兑之吉，信志也。

【释文】

《象》说：诚信喜悦的吉祥，是因心意真实。

六三，来兑，凶。

【释文】

六三，来到喜悦，凶险。

《象》曰：来兑之凶，位不当也。

【释文】

《象》说：来到喜悦，是因为位置不恰当。

九四，商兑，未宁，介疾有喜。

【释文】

九四，商讨而喜悦，还不能安宁，隔离了疾病有好事。

商：商讨。

介：隔绝。

《象》曰：九四之喜，有庆也。
【释文】
《象》说：九四的欢喜，是因为有吉庆。

九五，孚于剥，有厉。
【释文】
九五，受到消退者信任，有危险。
剥：消退，比喻小人。

《象》曰：孚于剥，位正当也！
【释文】
《象》说：受到消退者的信任，是因为位置正确而恰当。

上六，引兑。
【释文】
上六，牵引而喜悦。

《象》曰：上六引兑，未光也。
【释文】
《象》说：上六牵引而喜悦，是因为不宽广。

第五十九卦　涣　　卦

涣：亨；王假有庙，利涉大川，利贞。
【释文】
《涣卦》：亨通；君王来到宗庙，有利渡过大河，适宜正固。

彖曰：涣，亨；刚来而不穷，柔得位乎外而上同；王假有庙，王乃在中也；利涉大川，乘木有功也。
【释文】
《象》说：涣卦，亨通；阳爻下来而不再否塞不通，阴爻得到合适的位置，与上位者同心；君王来到宗庙，是因为君王已经在中位了；适宜渡过大河，乘着木船会有功绩。
刚来：涣卦由天地否卦变化而来，否卦的六二与九四对调，九四成为九二，故"刚来"。
柔得位：涣卦由天地否卦变化而来，否卦的六二与九四对调，六二成为六四，故"柔得位"。

《象》曰：风行水上，涣；先王以享于帝立庙。

【释文】

《象》说：涣卦的上卦为巽为风，下卦为坎为水，涣卦的卦象就是"风行水上"；先王由此领悟，要向上帝献祭，并建立宗庙。

初六，用拯马壮，吉。

【释文】

初六，用来拯救的马强壮，吉祥。

《象》曰：初六之吉，顺也。

【释文】

《象》说：初六爻的吉祥，是因为柔顺。

九二，涣奔其机，悔亡。

【释义】

九二，涣散时奔向几案，懊恼消失。

机：通"几"，即"几案"。

《象》曰：涣奔其机，得愿也。

【释文】

《象》说：涣散时奔向几案，是因为要满足心愿。

六三，涣其躬，无悔。

【释文】

六三，涣散了自身，没有懊恼。

《象》曰：涣其躬，志在外也。

【释文】

《象》说：涣散自身，其心意在外面。

六四，涣其群，元吉；涣有丘，匪夷所思。

【释文】

六四，涣散了同类，大为吉祥；涣散后再有山丘，不是常理可以想到的。

群：同类。

丘：山丘。

《象》曰：涣其群，元吉，光大也。

【释文】

《象》说：涣散了同类，大为吉祥，是因为照耀广大。

光：照耀。

九五，涣汗，其大号涣，王居，无咎。

【释文】

九五，散布广泛，大的政令散发出去，君王安居，没有灾难。

汗：水势大，引申为广泛。

大号：大的政令。

《象》曰：王居无咎，正位也。

【释文】

《象》说：君王安居没有灾难，是因为位置正当。

上九，涣其血，去逖出，无咎。

【释文】

上九，涣散了忧虑，离开远走，没有灾难。

血：通"恤"，为忧虑、忧恤之意。

逖（tì）：远。

《象》曰：涣其血，远害也。

【释文】

《象》说：涣散了忧虑，是因为远离了祸害。

第六十卦　节　　卦

节：亨；苦节不可贞。

【释文】

《节卦》：亨通，过度的节制不能正固。

《彖》曰：节亨，刚柔分而刚得中；苦节不可贞，其道穷也；说以行险，当位以节，中正以通；天地节而四时成；节以制度，不伤财，不害民。

【释文】

《彖》说：节卦亨通，阳爻阴爻分开，而阳爻获得中位；过度的节制不可以正固，是因为其前路已尽；下卦为兑为喜悦，上卦为坎为危险，喜悦而冒险，位置恰当并节制，居中守正则亨通；天地有节则有四季；以制度来节制，就不耗伤财物，不会伤害百姓。

刚得中：节卦由地天泰卦变化而来，泰卦的九三与六五对调而成水泽节卦；泰卦的九三成为节卦的九五，即"刚得中"。

《象》曰：泽上有水，节；君子以制数度，议德行。

【释文】

《象》说：节卦的下卦为兑为泽，上卦为坎为水，节卦的卦象即是"泽上有水"；君子由此领悟要制定数量的限度，评议道德和行为表现。

制：制定，制约。

数度：数量的限度。

议：评议。

德：道德。

行：行为表现。

初九，不出户庭，无咎。

【释文】

初九，不走出门户与庭院，没有过错。

《象》曰：不出户庭，知通塞也。

【释文】

《象》说：不走出门户与庭院，知道通达与闭塞。

通：通达，变通。

塞：不通，封闭。

九二，不出门庭，凶。

【释文】

九二，不走出门户与庭院，凶险。

《象》曰：不出门庭，失时极也。

【释文】

《象》说：不走出门户与庭院，是因为严重错失了时机。

失时：错失时机。

极：极度。

六三，不节若，则嗟若，无咎。

【释文】

六三，没有节制的样子，则会出现悲叹的样子，没有过错。

《象》曰：不节之嗟，又谁咎也？！

【释文】

《象》说：不节制的悲叹，又能怪谁呢？！

六四，安节，亨。

【释文】

六四，安定地节制。

安：安定。

《象》曰：安节之亨，承上道也。

【释文】

《象》说：安定节制的亨通，是因为顺承向上的道路。

九五，甘节，吉；往有尚。

【释文】

九五，甘甜地节制，吉祥；前往会有奖赏。

甘：甘甜。

《象》曰：甘节之吉，居位中也。

【释文】

《象》说：甘甜节制的吉祥，是因为居位中正。

上六，苦节，贞凶，悔亡。

【释文】

上六，辛苦地节制，正固凶险，懊恼消失。

苦：辛苦，苦涩。

《象》曰：苦节贞凶，其道穷也。

【释文】

《象》说：辛苦节制，正固凶险，是因为已经走到末路。

第六十一卦　中　孚　卦

中孚：豚鱼，吉，利涉大川，利贞。

【释文】

《中孚卦》：猪与鱼，吉祥，适宜渡过大河，适宜正固。

豚（tún）：猪。

《象》曰：中孚，柔在内而刚得中；说而巽，孚，乃化邦也；豚鱼吉，信及豚鱼也；利涉大川，乘木舟虚也；中孚以利贞，乃应乎天也。

【释文】

《象》说：中孚卦，两个阴爻在中间，阳爻得到上下卦的中间位置；中孚卦的下卦为兑为悦，上卦为巽，喜悦而顺从，诚信，可以教化国家；猪和鱼吉祥，是因为诚信到猪与鱼了；有利于渡过大河，乘坐的木船中间空虚；中孚卦有利于正固，可顺应天道。

虚：空虚。

《象》曰：泽上有风，中孚；君子以议狱缓死。

【释文】

《象》说：中孚卦的下卦为兑为泽，上卦为巽为风，中孚卦的卦象即"泽上有风"；君子由此领悟，要审议案件，宽缓死刑。

初九，虞吉，有它不燕。

【释文】

初九，（可）预料就吉祥，出现其他状况就不安宁。

虞（yú）：预料，猜测。

燕：安宁。

《象》曰：初九虞吉，志未变也。

【释文】

《象》说：初九可预料吉祥，是因为心意没有改变。

九二，鸣鹤在阴，其子和之；我有好爵，吾与尔靡之。

【释文】

九二，鹤鸣叫于树荫下，它的孩子和声相应；我有美味佳肴，我与你共享。

阴：树荫。

和：应和，一唱一和。

爵（jué）：酒器，代指美酒，美味佳肴。

靡（mí）：享用。

《象》曰：其子和之，中心愿也。

【释文】

《象》说：它的孩子应和它，是因为发自内心的愿望。

六三，得敌，或鼓或罢，或泣或歌。

【释文】

六三，遇到敌人，或击鼓前进或停止进攻，或悲泣或开心高歌。

罢：通"疲"，休兵，停止。

《象》曰：或鼓或罢，位不当也。

【释文】

《象》说：或击鼓前进或停止进攻，是因为位置不恰当。

六四，月几望，马匹亡，无咎。

【释文】

六四，月亮快要满盈了，马匹丢失，没有过错。

《象》曰：马匹亡，绝类上也。

【释文】

《象》说：马匹丢失，是因为与同类断绝。

类：同类，群体。

绝：断绝。

九五，有孚挛如，无咎。

【释文】

九五，诚信满满，没有过错。

挛：紧紧相连。

《象》曰：有孚挛如，位正当也。

【释文】

《象》说：诚信满满，是因为九五居中恰当。

上九，翰音登于天，贞凶。

【释文】

上九，鸡鸣之音传到天上，正固凶险。

翰音：鸡。

《象》曰：翰音登于天，何可长也？！

【释文】

《象》说：鸡鸣之音传到天上，怎么可能长久呢？！

第六十二卦　小　过　卦

小过：亨，利贞，可小事，不可大事；飞鸟遗之音，不宜上，宜下，大吉。

【释文】

《小过卦》：亨通，适宜正固，可以做小事，不可做大事；飞鸟遗留下声音，不适宜向上，适宜向下，非常吉祥。

飞鸟：飞翔的鸟。

彖曰：小过，小者过而亨也；过以利贞，与时行也；柔得中，是以小事吉也；刚失位而不中，是以不可大事也；有飞鸟之象焉，有飞鸟遗之音，不宜上宜下，大吉；上逆而下顺也。

【释文】

《象》说：小的一方超过而亨通；超过则适宜正固，与时间同行；阴爻在上下两卦的中间，因而小事吉祥；阳爻失去的自己的位置而没有取得中间位置，因而不能做大事；本卦有飞翔的鸟儿的形状，有飞鸟遗留下声音，不适合向上而适合向下，非常吉祥；是因为向上是逆反，向下是顺遂。

柔得中：六二与六五，均为阴爻居中位。

刚失位：五是刚位，最适合的是阳爻，现为六五，即"刚失位"。

《象》曰：山上有雷，小过；君子以行过乎恭，丧过乎哀，用过乎俭。

【释文】

《象》说：小过卦下卦为艮为山，上卦为震为雷，小过卦的卦象是"山上有雷"；君子由此领悟，行为要超过日常的恭敬，丧事要超过日常的哀伤，花费要超过日常的节俭。

恭：恭敬。

丧：丧事。

用：用度，花费。

初六，飞鸟以凶。

【释文】

初六，飞鸟招致凶险。

《象》曰：飞鸟以凶，不可如何也。

【释文】

《象》说：飞鸟招致凶险，不能做什么事。

六二，过其祖，遇其妣；不及其君，遇其臣；无咎。

【释文】

六二，超过其祖辈，遇到了祖母；赶不上其君王，遇到了其下属；没有灾祸。

祖：祖辈或祖父。

妣（bǐ）：祖母。

《象》曰：不及其君，臣不可过也。

【释文】

《象》说：赶不上其君王，是说臣子不可以超越（君王）。

九三，弗过防之，从或戕之，凶。

【释文】

九三，不要超过而要防范；跟随可能受到伤害，凶险。

从：跟随。

戕（qiāng）：伤害。

《象》曰：从或戕之，凶如何也？

【释文】

《象》说：跟随可能受伤害，凶险还不大吗？

九四，无咎，弗过遇之；往厉必戒；勿用，永贞。

【释文】

九四，没有灾害，没有错过，遇到它；前往困难，一定要戒备；不用有所作为，长久正固。

遇：相遇，遇到；此指遇到初六。

往：前往，此指前往应初六。

戒：戒备。

《象》曰：弗过遇之，位不当也；往厉必戒，终不可长也。

【释文】

《象》说：不要超过，会遇到它，是因为位置不恰当；前往困难，一定要戒备，是因为终究不能长久。

六五，密云不雨，自我西郊；公弋取彼在穴。

【释文】

六五，浓云密布，而不下雨，从我的西边过来；王公射箭获得猎物如瓮中捉鳖。

弋（yì）：带有丝绳的箭。弋取：射箭获得。

在穴：在洞穴中，引申为容易获得。

《象》曰：密云不雨，已上也。

【释文】

《象》说：浓云密布，却不下雨，是因为已经向上了。

上六，弗遇过之，飞鸟离之，凶，是谓灾眚。

【释文】

上六，不相遇见，越过去了，飞鸟陷入罗网，凶险，此即天灾人祸。

离：离卦的卦象如一张网，此即陷入网中。

灾：外来之祸。眚：人为之祸。

《象》曰：弗遇过之，已亢也。

【释文】

《象》说：不相遇见，越过去了，是因为已经（飞得）太高了。

第六十三卦 既 济 卦

既济：亨小，利贞，初吉终乱。

【释文】

《既济卦》：小的方面亨通，适宜正固，开始吉祥，最终散乱。

济：渡过河。

彖曰：既济，亨，小者亨也；利贞，刚柔正而位当也；初吉，柔得中也；终止则乱，其道穷也。

【释文】

《彖》说：既济卦亨通，小的方面亨通；适宜正固，是因为既济卦的阴爻均在柔位，阳爻均在刚位，六爻位置皆恰当；开始吉祥，是因为下卦阴爻在中间位置；最后停止就会散乱，是因为已到穷途末路。

《象》曰：水在火上，既济；君子以思患而豫防之。

【释文】

《象》说：既济卦的下卦为离为火，上卦为坎为水，既济卦的卦象即"水在火上"，君子由此领悟要思考危机而提前防备。

豫：预备。防：防备，防范。

初九，曳其轮，濡其尾，无咎。

【释文】

初九，拉拽车轮，打湿了尾巴，没有过错。

曳（yè）：拖，拽。

《象》曰：曳其轮，义无咎也。

【释文】

《象》说：拉拽车轮，当然没有过错。

六二，妇丧其茀，勿逐，七日得。

【释文】

六二，妇人丢失了头饰，不要寻找，七天就可失而复得。

茀（fú）：妇女头上的装饰品。

《象》曰：七日得，以中道也。
【释文】
《象》说：七天会失而复得，是因为居于下卦中间位置。

九三，高宗伐鬼方，三年克之，小人勿用。
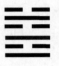
【释文】
九三，高宗讨伐鬼方，三年才战胜之，不可任用小人。
高宗：殷高宗武丁，为殷代最兴盛时的皇帝。
鬼方：为殷商时期西北地区的一个部族。

《象》曰：三年克之，惫也。
【释文】
《象》说：三年才能战胜，太疲惫了。

六四，繻有衣袽，终日戒。

【释文】
六四，鲜艳的衣服也会破烂，整天都戒备。
繻（rú）：彩色的丝帛，此处借指华美的衣服。
袽（rú）：败絮。

《象》曰：终日戒，有所疑也。
【释文】
《象》说：整天戒备，是因为有所疑惧。

九五，东邻杀牛，不如西邻之禴祭，实受其福。

【释文】
九五，东边邻居杀牛（举行盛大祭礼），不如西边邻居的微薄祭祀，可以真正受到福佑。
杀牛：代指祭祀隆重。
禴祭：春天的薄祭。

《象》曰：东邻杀牛，不如西邻之时也；实受其福，吉大来也。
【释文】
《象》说：东边的邻居举行盛大的祭礼，不如西边邻居按时序祭祀（的福报）；可以真正享受的福报，到来的是大吉大利。

上六，濡其首，厉。

【释文】

上六，打湿了头部，危险。

濡：弄湿。

《象》曰：濡其首厉，何可久也？！

【释文】

《象》说：打湿了头部而危险，怎么可能长久呢？！

第六十四卦　未　济　卦

未济：亨，小狐汔济，濡其尾，无攸利。

【释文】

《未济卦》：亨通，小狐狸快要渡河成功，打湿了尾巴，没有什么适宜的事。

汔（qì）：接近。

《象》曰：未济，亨；柔得中也；小狐汔济，未出中也；濡其尾，无攸利，不续终也；虽不当位，刚柔应也。

【释文】

《象》说：未济卦，亨通；阴爻得到上卦中间位置；小狐狸快要渡过大河，是因为没有超出中间位置；打湿了尾巴，没有什么适宜的事，故不能继续（游到）终点；虽然阴爻阳爻位置不恰当，但全部是阴阳相合。

柔得中：指六五，阴爻居上卦中间位置。

《象》曰：火在水上，未济；君子以慎辨物居方。

【释文】

《象》说：未济卦上卦为离为火，下卦为坎为水，未济卦的卦象就是"火在水上"；君子由此领悟要谨慎分辨物类，使它们各处其所（各自适宜的地方）。

辨物：分别物类。居方：各处一方。

初六，濡其尾，吝。

【释文】

初六，打湿了尾巴，困难。

《象》曰：濡其尾，亦不知极也。

【释文】

《象》说：打湿了尾巴，也不知道最终结局。

极：最后结果。

九二，曳其轮，贞吉。
【释文】
九二，拉拽车轮，正固吉祥。

《象》曰：九二贞吉，中以行正也。
【释文】
《象》说：九二正固吉祥，是因为居于中间走在正道上。

六三，未济，征凶，利涉大川。
【释文】
六三，没有益处，前往会凶险，有利于渡过大河。
济：益处，从前后文看不宜释为"渡过河"。

《象》曰：未济征凶，位不当也。
【释文】
《象》说：没有益处，前进凶险，是因为位置不恰当。

九四，贞吉，悔亡；震用伐鬼方，三年有赏于大国。
【释文】
九四，正固吉祥，懊恼消失；以雷震之势讨伐鬼方，三年成功，受到中央大国的封赏。

《象》曰：贞吉悔亡，志行也。
【释文】
《象》说：正固吉祥，懊恼消失，是因为心意实现。

六五，贞吉，无悔，君子之光，有孚，吉。
【释文】
六五，正固吉祥，没有懊恼，君子的光辉，有诚信，吉祥。
光：光芒，光辉，也可引申为"高尚的德行""人性的光辉"。

《象》曰：君子之光，其晖吉也。
【释文】
《象》说：君子的光芒，他的光辉吉祥。

上九，有孚于饮酒，无咎；濡其首，有孚失是。

【释文】

上九，有诚信，饮酒，没有过错；湿了头部，有诚信也失去正道。

失是：失去正道。

《象》曰：饮酒濡首，亦不知节也。

【释文】

《象》说：饮酒湿了头部，这也是不知道节操啊。

第三篇

中医易学基础

第五章　易学与中医学的关系

为什么有很多中医人对易学感兴趣？不仅因为学中医的人学过医古文，更容易读懂《周易》，更因为中医与《周易》有着内在联系。

关于易学与中医学的关系，历来有"医易同源"和"医源于易"等说法，并有一些专门研究中医学与易学关系的文章。

易学是以《周易》为基本，是中国古代研究宇宙根本原理及事物变化法则的学问，反映了古人对自然和社会普遍规律的总体认识。在当今时代，易学爱好者与研究者也众多。易学在中国传统文化中占有极重要的地位，《周易》在经学盛行的汉代被称为《易经》，是"六经"之首。西汉扬雄说："六经之大莫如《易》。"东汉班固《汉书·艺文志》称《易》为"大道之源"；《四库提要》谓"易道广大，无所不包，旁及天文、地理、乐律、兵法、韵学、算术，以逮方外之炉火，皆可援易以为说"，《周易》关系到中国传统文化的各个方面。在以易学思想为学术源头的中国古代文化背景下形成的中医学，不可避免地与易学关系密切。

一、《周易》和《黄帝内经》的文化基础

易学来源于伏羲时代，中医学理论的基本框架是从《黄帝内经》等古文献建立起来的，《黄帝内经》源于黄帝时代，《周易》与中医的区别与联系首先是伏羲时代的文化与黄帝时代文化的区别与联系。

（一）伏羲文化的特征

伏羲时期文化的标志是太极、四象、先天八卦。太极图可由圭表日影自然形成。四象在《周易》中指太阳、少阳、太阴、少阴，但一般来说是指左（东）青龙、右（西）白虎、前（南）朱雀、后（北）玄武，是将天上赤道的二十八星宿分成 4 个区划而成。先天八卦即乾一、兑二、离三、震四、巽五、坎六、艮七、坤八。

"四象"形成于伏羲时代。四象中的左青龙、右白虎是从二十八宿中间描述出来的，而"二十八宿"只能产生于各宿沿赤道的分布基本均匀的时代。中国科学院国家天文台赵永恒、李勇等研究认为形成二十八宿体系最合理的年代在公元前 5690 年至前 5570 年的 120 年里。20世纪 80 年代河南濮阳出土的 6400 年前的西水坡墓葬中出现的用蚌壳堆塑的左龙右虎图案，印证了四象出现的时代应该在 6500 年前，这恰是伏羲时代。

四象模式中的苍龙代表东方，古人用周天二十八星宿之中东方苍龙七宿中的心宿二来确定一年的开始（图 5-1）。春气主生，亦主上升，龙文化反映了中华民族崇尚春气的欣欣向荣的精神追求。

《周易·系辞传》："易有太极，是生两仪，两仪生四象，四象生八卦。"《周易》的六十四

卦即由八卦两两重叠而成。

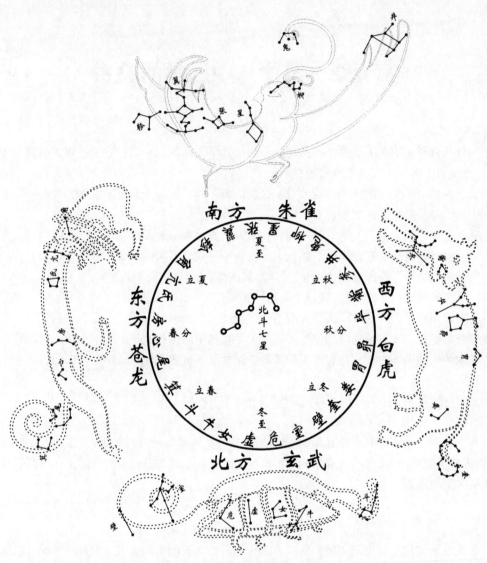

图 5-1　二十八星宿四象分布图

（二）黄帝文化的特征

黄帝时代的文化与伏羲时代有什么不同呢？文献记载：黄帝使羲和占日，常仪占月，臾区占星气，伶伦造律吕，大桡作甲子，隶首作算术；容成综此六术，而著"调历"。这段话是说，黄帝考定日月五星的运行规律，建立五行，由五行而立天干地支，从而制定历法。黄帝时代的文化特征是什么呢？阴阳学说上升到了五行的层面。《史记·历书》说："盖黄帝考定星历，建立五行。"阴阳五行合起来，就奠定了中华文明的思想基础，大桡作甲子、容成造历等文化创造都是在阴阳五行的基础上产生的。代表中华民族文明的文化肇始于伏羲，到黄帝时期基本定型，其标志即阴阳五行的出现与应用。

夏代将"五行"（所讲"五行"包含了"阴阳"）作为九条建国大纲的第一纲，强化了阴阳五行的文化核心地位。在此文化背景下围绕五行而形成五时、五方、五色、五味、五星、五音、五谷、五官、五志、五德等概念顺理成章，构建了五脏为中心的医学理论体系。《黄帝内经》的命名标示该书汇编的内容在学术上属于"黄帝之道"。"言阴阳五行，以为黄帝之道也。"《黄帝内经》是建立在阴阳五行理论基础上的医学著作，冠以"黄帝"之名是从学术思想上的判别。由于黄帝时代文字尚不成熟，现在看到的《黄帝内经》不可能是黄帝时代的原作，只能是经后人记述并不断整理补充后的面貌。《四库全书简明目录》在《黄帝素问》条下曰："其书云出上古，固未必然，然亦周、秦间人传述旧闻，著之竹帛。"这句话的关键在于"传述旧闻"四字，说明原创在周、秦之前。

《黄帝内经》是在以阴阳五行为标志的黄帝文化的基础上形成的，但是以阴阳五行为根本的黄帝文化也是从以太极、四象、先天八卦为标志的伏羲文化发展而来的，所以中医学自然是不可避免地受到了易学的深刻影响。但中医学又不是直接源于伏羲文化的，所以易学的模式在中医学中也不能直接套用。

二、周易与中医的关系

（一）首先要明确"易"的概念

古有三易：《连山易》《归藏易》《周易》。而流传下来的、现在能见到的只有《周易》。《周易》是经过儒家解读的易学，影响最大，后世学者主要根据《周易》研究易理，就常把"易"和"易经"作为对《周易》的专称了。易学是指以《周易》为基础并研究周易的学问。

周易不仅有义理部分，另有一支为占筮，但易与卜筮不可混为一谈。作为历史素材的筮辞，经过无数研习者的研究整理，结合了天文、地理、物候、社会人事等知识，揉入了阴阳五行学说，形成了影响中国文化数千年的易学。庄子谓"易以道阴阳"，荀子说"善为易者不卜"，《汉书·艺文志》将《易经》列于儒家"六艺略"中，说明古人早已开始将学术的易与卜筮的易相区别了。孙一奎在《医旨绪余》中也说："以卜筮视易者，亦蠡测之识，窥豹之观也。"尽管卜筮至今在社会上仍有流行，但研究医易关系，绝不是研究卜筮对中医学的影响。

（二）医易同源

"医易同源"的"易"是指《周易》，"医"指的是中医学。历史上最先明确提出医易同源的是明末张介宾的《类经附翼·医易义》，与张介宾同时而稍早的名医孙一奎虽未有"医易同源"的提法，但他在《医旨绪余》中有意思相仿的论述。张介宾将《黄帝内经》与《周易》对举；孙一奎认为阴阳太极之理"经于四圣则为《易》，立论于岐黄则为《灵》《素》"。从文中可见，"医易同源"之"易"，指的是《周易》，而"医易同源"之"源"是阴阳太极变化之理。"医易同源"显著提升了中医学的地位。

但仔细分析，《周易》据传为周文王所作，在当前被认为是中国古文献的根源。中医学的经典著作是《黄帝内经》，其成书年代最早也只是先秦时期，显著晚于《周易》成书年代，中医学吸收了易学成果而发展起来可能更有说服力。

（三）医源于易

从理论形成年代，《周易》早于中医学，在《周易》中可以找到很多中医学起源相关的联系，"医源于易"就成为很多学中医者的共识。

1.《周易》中的人体部位

（1）经卦与人体部位

在《说卦传》中明确指出八个经卦与人体部位的象征关系："乾为首，坤为腹，震为足，巽为股，坎为耳，离为目，艮为手，兑为口。"这个内容为后世学者把《周易》的学术思想应用到人体疾病诊断与治疗提供了借鉴。

（2）其他卦与人体部位

咸卦是下经首卦，讲述的是少男少女的相遇，"咸"通"感"，感应之意。从初六的"咸其拇"，到六二的"咸其腓"，九三的"咸其股"，九五的"咸其脢"，上六的"咸其辅、颊、舌"，感应从脚拇趾开始，上升到小腿、大腿、后背和牙床、面颊和舌头，这是最早记录人体解剖部分名称的文献。后人将咸字的左边加一个"金字边"，就成为"针"的繁体字"鍼"，"针"在古代有两种，一种生活用品如缝衣针，另外就医用的针灸针，如再结合咸卦本意为感，就很容易联想到咸卦讲述的是针灸的针刺和得气部位。由此，可以认为"咸卦"与医最为密切。

在其他卦中也有医学术语，如颐卦，其初爻与上爻均为阳爻，中间四爻为阴爻，即☶，此卦象就是上下排牙齿咬断了食物。所以，颐卦的卦辞为："颐：贞吉；观颐，自求口实。"其《象传》："君子以慎言语，节饮食。"其中不仅讲了口腔与牙齿的功能，更讲了处世之道和养生之道。颐卦也很容易让人感受到《周易》与医的关系。另一卦与颐卦关系密切，即噬嗑卦，其《象传》："颐中有物，曰噬嗑。"即噬嗑卦与口腔、与咬断有关系。其中提到了多个解剖位置，如初九"屦校灭趾"，六二"噬肤灭鼻"，上九"何校灭耳"。

2. 中医学的阴阳学说源于《周易》

（1）阴爻阳爻是中医阴阳学说的最早表现形式

《周易》的核心是六十四卦，每一卦由六爻组成，或阴爻或阳爻，再无其他。中医学的理论基础包括阴阳学说和五行学说，其中阴阳学说将万物分阴阳，人体脏腑生理功能与病理性质必分阴阳。中医学的阴阳来自《周易》，阴爻阳爻是中医学阴阳学说的最早表现形式。

（2）十二消息卦展示了阴阳变化

在《周易》中，有十二辟卦，也称消息卦，分别为一阳爻的复卦，二阳爻的临卦，三阳爻的泰卦，四阳爻的大壮卦，五阳爻的夬卦，全阳爻的乾卦，一阴爻的姤卦，二阴爻的遁卦，三阴爻的否卦，四阴爻的观卦，五阴爻的剥卦，全阴爻的坤卦，分别对应农历的十一月、十二月、一月到十月，反映了阴阳的消长变化。

《周易》强调阳气的重要性。如复卦的《象传》："复亨，刚反，动而以顺行，是以出入无疾……刚长也……"指出在复卦中阳气开始生长，一切充满生机。在复卦的《象传》中强调："先王以至日闭关，商旅不行，后不省方。" 其中强调的是养生之道，在冬至日，一阳复生时，阳气尚弱，不经劳顿，需要"闭关休养"。在泰卦中强调阴阳交流的重要性，如泰卦《象传》："泰，小往大来，吉，亨；则是天地交而万物通也，上下交而其志同也；内阳而外阴，内健而外顺。"《周易》的这些思想也就融合到中医学中。

（3）阴阳对立统一的思想起源于《周易》

如睽卦的《象传》："睽，火动而上，泽动而下；二女同居，其志不同行……天地睽而其事同也，男女睽而其志通也，万物睽而其事类也。"强调了处于两端的天与地其作用是相同的，性别对立的男与女其心意是相通的，充分体现了对立统一关系；其他如泰卦与否卦、未济卦与既济卦等覆卦也体现了此思维方式。

3. 来自《周易》的中医学思维方法

中医学与现代医学不同，有其本质性的思维方法，也即中医学的特点，其一是整体观念，其二是辨证论治。如果中医学源于《周易》，其思维方法上能否找到相关依据呢？"人与自然相统一"是易与医的共同基础，效法自然、效法天道是易与医的共识。后面会有专门论述。

三、易学思想对中医学基本理论体系的影响

（一）自然观

易学的自然观有两个基本特点：一是"天人合一"，认为天、地、人是相互联系的整体，天道和人事的运动变化规律具有一致性；二是以天地阴阳二气的交感变化为产生宇宙万物的本源，所谓"天地感而万物化生"，并认为"盈天地之间者唯万物"。易学的这两个基本观点，在中医学中有充分体现。中医学的经典著作《黄帝内经》中反复论述了"人以天地之气生，四时之法成""天地合气，命之曰人""人与天地相参也，与日月相应也"等。将人与自然环境看作密切相关的统一体，依据人与自然的相应和协调关系来讨论人体的生理、疾病及摄生、治疗等一系列问题，这一大整体思维模式，是中医学的一大特色，而这一特色正是发挥了易学的自然观。

（二）认识客观世界的思维方式

易学认识客观世界的途径，主要通过观察物象来体会客观事物的性能，用取象比类来归纳事物特性，立卦象以表达对客观世界的认识。《周易·系辞》云："古者包牺氏之王天下也，仰则观象于天，俯则观法于地，观鸟兽之文，与地之宜，近取诸身，远取诸物，于是始作八卦，以通神明之德，以类万物之情，……是故易者象也，象也者像也。"《黄帝内经》观物立象，取象比类，借象表意的思维方式与易学是一致的。藏象学说是《黄帝内经》理论的核心部分，"藏象"的"藏"是"言腹中之所藏者"，"象"是"所见于外可阅者也"。故藏象学说是通过人体外在的表现来推测人体内脏生理规律的学说，是对内脏功能系统反映于外的"象"的概括。

《黄帝内经》取象比类主要运用五行学说，将人体各器官及其功能状态归纳为五脏六腑系统，并与自然界的五方、五季、五色、五气、五味等联系起来，构成天人相应的时空整体藏象模型。所讲的五脏六腑，主要是为内脏功能系统立的法象。五行名称成为人体五大功能系统的抽象概括和表象符号。后世医家进一步引易入医，自杨上善《黄帝内经太素》始，又将八卦配属脏腑。但历代各家对六腑与八卦的配属说法颇不一致，乃八卦模式与藏象难以完全兼容之故。

（三）阴阳学说的影响

《周易·系辞》云："一阴一阳之谓道。"阴阳原理是卦爻组合排列的基本原则，易学反映

了古代阴阳思想的最高范畴。从《左传》《老子》《庄子》《吕氏春秋》等大量先秦文献中可以看到，以易学为代表的阴阳学说，在先秦已相当流行。形成于这一时期的中医基本理论，受到阴阳学说的支配，也是显而易见的事实。《黄帝内经》强调指出："阴阳者，天地之道也，万物之纲纪，变化之父母，生杀之本始，神明之府也。"阴阳原理贯彻于中医理论的各个方面，如生理方面认为"人生有形，不离阴阳""阴平阳秘，精神乃治，阴阳离决，精气乃绝"，以阴阳的平秘和谐作为人体健康的最高准则；摄生方面强调"法于阴阳，和于术数"，才能"尽终其天年"；诊法方面提出"善诊者，察色按脉，先别阴阳"；治疗时要求"谨察阴阳所在而调之，以平为期"等。

要言之，阴阳学说为中医学术的指导思想，而易学为阴阳学说之渊源，《黄帝内经》虽然在文字上没有引用《周易》条文，但贯穿中医学术的阴阳学说受易理的影响是不争的事实。

（四）借取易学模式构建医学理论框架

易学对客观世界变化规律的表达，除了卦画外，还采用了一些图形模式，如河图、洛书、太极图等。从《黄帝内经》理论的一些具体内容看，明显借取了易学模式，如藏象学说与四时五方的配应与河图模式相一致；肝气左升、肺气右降说源于河图洛书；《灵枢》九宫八风图，是洛书九宫图的翻版；《黄帝内经》中出现的一些特定的数字，如《金匮真言论》各脏的"其数某"、运气七篇大论中的"眚于某""灾某宫"等，均是河图洛书的方位数；《素问·上古天真论》中"女子七岁，肾气盛……"及"丈夫八岁，肾气实……"中的七、八两数，亦是洛书数字。洛书配后天八卦，兑数七，艮数八。因易学中艮卦象少男，兑卦象少女，故"男起八数，女起七数"；三阴三阳的六经辨证模式依据河图洛书的方位演绎；《素问·气厥论》中五脏寒热相移的次序遵循脏腑方位后天卦转先天卦的规律等。《黄帝内经》直接引据易理的例证尚多，不能尽举。仅从上述数例已可看出《黄帝内经》理论的形成与易学的不解之缘，确乎近代中医名家恽铁樵先生之言："易理不明，《内经》总不了了。"

易学对中医基本理论体系形成的影响主要在中医学基本理论形成阶段，主要反映在《黄帝内经》中。宋以后出现过一些新的影响，较突出者有金元时期易水诸家的药性理论、明代温补派的命门学说和针灸方面的子午流注、灵龟八法、飞腾八法等。清代一些医易专著在阐述医中易理方面作了较多探索，在某些方面有助于对医理的认识，但也有一些著作过多地附会易理，难免牵强，实际意义和影响均不大。

（五）易学对医学影响的评价

这是目前学术界争议较大的问题。褒扬者认为中医学取得的成就离不开易学思想的指导，甚而谓"易理是生命科学的最高理论指导"，"21世纪将是医易科学的世纪"，贬低者则认为"以易理释医"乃"凭虚空论"，"无补于治疗"，"把本来简单明白的"医药学道理神秘化。

学术界普遍认为，没有易学思想的影响和指导，中医学理论体系的产生是难以想象的。这一历史功绩不容置疑，但主要表现在中医学形成时期。宋、明以后易学的进一步影响，有积极的一面，也有消极的一面。一般来说，医家从易学的义理探讨医理者，积极意义居多，如朱丹溪的相火论，孙一奎、赵献可、张介宾的命门学说等。凡以易学的术数推衍具体治疗方法及结果者，则大多不可靠，即使像子午流注、灵龟八法、飞腾八法等，虽流行已久，但至今不能证明其优于辨证取穴的治疗效果。

宋明医家大谈医易的负面影响大致有两个方面：一是某些儒医空谈易理，牵强附会，滋长了偏离临床实际的虚玄学风；二是将某些术数带入了中医理论，一些江湖巫术也不免混杂其中。但这些成分在中医学中并不占重要地位，试看清代一些医易专著的影响极为有限即可说明。至于医学发展进入近现代阶段后，易学模式在接纳现代医学知识方面的局限性，不能苛责于古代的易学，问题在于今人如何正确看待和运用前人在当时历史条件下形成的理论。今人研究医易，有利于探究中医学理论的来龙去脉，加深对前人理论的认识，宜加重视，但应恰如其分地评估其现实意义。若过分拔高医易的地位，过多沉溺于《周易》的研究，舍医理之实去就易理之虚，对当代中医学的发展恐无裨益。

四、中医人应该如何学习《周易》

（一）中医人学习《周易》的目的

中医人学习《周易》是为了更好地学习中医，通过对河、洛、太极、阴阳、五行等知识的学习，了解中医理论体系的基础，探究中医学理论的来龙去脉，加深对中医理论的认识。

易学中对中医理论有重大影响的是最基本的易理，所以重在通过学习《周易》来学习易理，易理其实就是《周易》的基础知识，主要指河图、洛书、太极阴阳变化之理，不可专注于卦辞、爻辞甚至卜筮之道；通过学习《周易》中的"中正之道"来提升作为医生的品德修养和人文素养。

（二）中医人学习《周易》的注意事项

由于《周易》文字古奥，要读懂《周易》不是轻而易举的事；而且《周易》是儒家为阐述其治国做人的道理而撰写的著作，前人已指出："《易》辞为儒者之言，可用治世不可治病也。" 中医学子学习《周易》，重在了解与《黄帝内经》相关的基本易理。初学者对于六十四卦的卦辞、爻辞等具体内容，如果不懂也不必过多花费时间和精力，等到有一定的人生阅历或者学问到一定程度后，再深入研读。

中医与《周易》各成体系，不可混淆，不能胡乱套用。如《黄帝内经》讲三阴三阳，太阴太阳的"太"是初生的意思，而《周易》只讲太、少二阴二阳，有些人用《周易》的太少概念去解释《黄帝内经》的三阴三阳就错了；还有人用八卦的"六爻"去解释"六经"，就更牛头不对马嘴了。又如《黄帝内经》讲的"其生五，其气三"的"三"是开阖枢的三种气化状态，不能用《易传》的天、地、人三才去解释。

第六章　中医相关易学基础知识

易学影响了中国传统文化的各个方面，在以易学思想为学术源头的中国古代文化背景下形成的中医学，不可避免地带上了易文化的烙印。中医理论无论从思维模式还是理论基础来说都与易学相关。先学习了易学的理论体系，再去学习中医理论，就能更准确地理解中医理论。

一、从《周易》阴阳到中医阴阳

阴阳的概念起源于先民对自然现象的观察。

阴字，甲骨文已佚，金文𝍂，左边是：▶（阜，山地），右边是𝍂（会，天空多云、没有阳光），篆文写为**陰**，表示山地背阳、缺少阳光的北坡，同时也引申为植物背阴、枯萎衰退等象态，再引申为地、雌性、柔、弱、小……。阳字，甲骨文𝍂，左边是𝍂（阜，山地），右边是𝍂（易，即"暘"，日光照射），表示受光的山坡，同时也引申为植物向阳、生长旺盛等象态，再引申为天、雄性、刚、强、大……。论方位，以面南背北来说，则左（东）为阳，右（西）为阴；前（南）为阳，后（北）为阴；上为阳，下为阴。总之，一切事物和现象均可分阴阳。阴阳在易学中以阴爻"－－"和阳爻"－"这两个符号来表示。

中医的阴阳就是易学的阴阳在医学中的应用与发展。

人体的脏腑、经络、气血、生理、病理……，无不分阴阳，正如《素问·宝命全形论》所说："人生有形，不离阴阳。"《素问·阴阳应象大论》说："阴阳者，天地之道也，万物之纲纪，变化之父母，生杀之本始。"凡属于运动的、外向的、上升的、温热的、明亮的、功能的……属于阳的范畴；静止的、内在的、下降的、寒凉的、晦暗的、物质的……属于阴的范畴。中医理论中阴阳的性质和易学中完全一致，只是应用的范围以人体为主而已。中医理论中的阴阳就是来源于易学。

（一）人体组织结构的阴阳

就人体部位来说，人体的上半身为阳，下半身属阴；体表属阳，体内属阴；体表的背部属阳，腹部属阴；四肢外侧为阳，内侧为阴。按脏腑功能特点分，心、肺、脾、肝、肾五脏为阴，胆、胃、大肠、小肠、膀胱、三焦六腑为阳。五脏之中，心肺为阳，肝脾肾为阴；心肺之中，心为阳，肺为阴；肝脾肾之间，肝为阳，脾肾为阴。而且每一脏之中又有阴阳之分，如心有心阴、心阳，肾有肾阴、肾阳等。在经络之中，也分为阴阳。经属阴，络属阳，而经之中有阴经与阳经，络之中又有阴络与阳络。就十二经脉而言，就有手三阳经与手三阴经之分、足三阳经与足三阴经之别。在血与气之间，血为阴，气为阳。在气之中，营气在内为阴，卫气在外为阳等。

（二）人体生理功能的阴阳

中医学认为，升降出入是宇宙中所有事物运动的基本形式，也是人体各种功能运动的基本形式。阳主升、主出，阴主降、主入。阴阳之中复有阴阳，所以阳虽主升，但阳中之阴则降；阴虽主降，但阴中之阳又上升。阳升阴降是阴阳固有的性质，阳降阴升则是阴阳交合运动的变化。人体阴精与阳气的矛盾运动过程，就是气化活动的过程，也是阴阳的升降出入过程：死生之机，升降而已。气化正常，则升降出入正常，体现为正常的生命活动。否则，气化失常，则升降出入失常，体现为生命活动的异常。

（三）人体病理变化的阴阳

病邪有阴邪（如寒邪、湿邪）和阳邪（如六淫中的风邪、火邪）之分，疾病的发展变化有阴阳偏盛偏衰。均有不同的病理表现，如色泽鲜明者属阳，晦暗者属阴；语声高亢洪亮者属阳，低微无力者属阴；呼吸有力、声高气粗者属阳，呼吸微弱、声低气怯者属阴；口渴喜冷者属阳，口渴喜热者属阴；脉之浮、数、洪、滑等属阳，沉、迟、细、涩等属阴。

（四）疾病诊治的阴阳

由于阴阳偏盛偏衰是疾病过程中病理变化的基本规律，所以疾病的病理变化虽然错综复杂，千变万化，但其基本性质可以概括为阴和阳两大类，可以通过疾病的表现判断病性的阴阳属性。

中医学认为，人体的阴阳变化与自然界四时阴阳变化协调一致，就可以延年益寿。因而主张顺应自然，春夏养阳，秋冬养阴，精神内守，饮食有节，起居有常，做到"法于阴阳，和于术数"（《素问·上古天真论》）。

在疾病治疗方面，由于疾病发生发展的根本原因是阴阳失调，因此，调整阴阳，补偏救弊，促使阴平阳秘，恢复阴阳相对平衡，是治疗疾病的基本原则。中药具有四气、五味、升降浮沉的特性。四气（又称四性）有寒、热、温、凉。五味有酸、苦、甘、辛、咸。四气属阳，五味属阴。四气之中，温热属阳，寒凉属阴。五味之中，辛味能散、能行，甘味能益气，故辛甘属阳，代表药物如桂枝、甘草等；酸味能收，苦味能泻下，故酸苦属阴，代表药物如大黄、芍药等；淡味能渗泄利尿（物质的浓淡对比而言，浓属阴，淡属阳），故属阳，代表药物如茯苓、通草；咸味能润下，故属阴，代表药物如芒硝等。按药物的升降浮沉特性分，药物质轻，具有升浮作用的属阳，如桑叶、菊花等；药物质重，具有沉降作用的属阴，如龟板、赭石等。治疗疾病，就是根据病情的阴阳偏盛偏衰，确定治疗原则，再结合药物的阴阳属性和作用，选择相应的药物，从而达到"谨察阴阳所在而调之，以平为期"（《素问·至真要大论》）的治疗目的。

二、五行、天干地支、六十甲子

（一）阴阳化生五行

五行学说起源很早，夏商时代的《尚书·洪范》已经记载有五行及其属性。五行来自阴阳，阴阳变化生五行。北宋李觏《删定易图序论》："天降阳，地出阴，阴阳合而生五行。"清代李光地等纂修《御纂性理精义》："阴变阳合而生水、火、木、金、土。"

气分阴阳，阳清阴浊，清则浮升，浊则沉降。清代黄元御所著《四圣心源》有云："清浊之间，是谓中气，中气者，阴阳升降之枢轴，所谓土也""枢轴运动，清气左旋，升而化火；浊气右转，降而化水；化火则热，化水则寒，方其半升，未成火也，名之曰木；木之气温，升而不已，积温成热而化火矣；方其半降，未成水也，名之曰金；金之气凉，降而不已，积凉成寒，而化水矣""水火金木，是名四象，四象即阴阳之升降，阴阳即中气之浮沉。分而名之，则曰四象。四象轮旋，一年而周。阳升于岁半之前，阴降于岁半之后。阳之半升则为春，全升则为夏；阴之半降则为秋，全降则为冬。春生夏长，木火之气也，故春温而夏热；秋收冬藏，金水之气也，故秋凉而冬寒。土为专位，寄旺于四季之月，各十八日，而其司令之时，则在六月之间，土合四象，是谓五行也"。

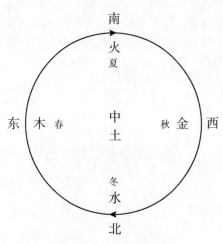

图 6-1　五行属性方位图

天地初分之时，由土中出水，水最先生，故水之生数一，位在北方（图 6-1）。水虽由地阴而生，但也需天阳降于地阴中，天地相合才能升水。因水阴中含阳，故用坎卦☵表示，坎卦阳处阴中。月亮阴中有阳，故应坎卦。

次天之阳气生火，同时也需地阴升于天阳中，阴阳相合才能生火，火位在南方（图 6-1）。因火阳中有阴，故用离卦☲表示。太阳阳中有阴，故应离卦。火次于水而生，故火之生数二。

再次，水生木，位在东方（图 6-1）。木为水进一步得天阳而生。水中之阳为阴所闭藏的一缕至阳，木中之阳比水中之阳量多，呈开启上升之势。木用震卦☳表示，震卦一阳在下，用以表示木气阳气由下而上升。木之生数三。

再次，浊气下降之坤元土气寄居在坤卦之位（西南位），由坤土而生金气，位于西方（图 6-1），同时也需天阳降于坤阴，阴阳相合而生金。金中之阴量多，呈开启下降之势，用兑卦☱表示。金之生数四。

最后，合四方之气由火而生中央土，土之生数五。土有两位，一位为浊气下降之坤元土，寄位在坤卦之位，在方位上应西南。一位为中央土。所说六月为长夏属土，含小暑、大暑两个节气，这个土即为坤元寄位在坤卦位的坤元土，不是中央土。而辰戌丑未四个月的最后十八天属土，这个土则是五行最后合四方之气由火生土的中央土。

（二）天干表五行

水、火、木、金、土五行气化生后，有在天、在地之分，即分为在天五行气、在地五行气。在天五行气用十天干表示。天干有十，五行有五，五行气分阴阳则有十种气，甲表阳木，乙表阴木，丙表阳火，丁表阴火，戊表阳土，己表阴土，庚表阳金，辛表阴金，壬表阳水，癸表阴水。干为干扰之意，可以理解为"感应"，交通感应。虽然天干表示在天五行气，但天气下降，气流于地，故十天干表示在天五行气在天地间的交通感应作用。

五行有方位，十天干既表五行气，也表方位（图 6-2）。

（三）地支表五行

在天五行气用天干表示，在地五行气用地支表示，北水南火东木西金分阴阳，用八地支表示，土处中央，力散四方，四维皆有土，用四地支表示四维土，故地支有十二以表在地五行气：寅卯表木、巳午表火、申酉表金、亥子表水、辰戌丑未表四维土。支为"支持"意，地支即"地之支持"，同样可以解释为交通感应。十二地支表示在地五行气在天地间的交通感应作用，故称地支。虽然地支表示在地五行气，但地气上升，气腾于天，故地支也表示五行气在天地间的交通感应作用。

十二地支既表示五行气，也表示五行方位（图6-3）。

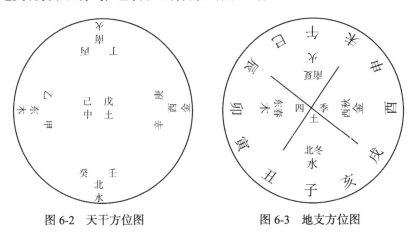

图 6-2　天干方位图　　　　　图 6-3　地支方位图

十二地支既表示五行方位，也表示一年十二个月。寅表正月，卯表二月，辰表三月，寅卯表木，辰表土，寅卯辰为春三月；巳表四月，午表五月，未表六月，巳午表火，未表土，巳午未为夏三月；申表七月，酉表八月，戌表九月，申酉表金，戌表土，申酉戌为秋三月；亥表十月，子表十一月，丑表十二月，亥子表水，丑表土，亥子丑表冬三月。虽辰戌丑未表土，但辰月最后十八天土气旺盛，前十二天木气旺盛；未月最后十八天土气旺盛，前十二天火气旺盛；戌月最后十八天土气旺盛，前十二天金气旺盛；丑月最后十八天土气旺盛，前十二天水气旺盛。

（四）干支纪年

五行生成后，用天干地支表示五行气在天地间的交通感应作用。干支轮配纪年，称为干支纪年。

十天干出于奇数位的为阳干，甲、丙、戊、庚、壬为阳干；处于偶数位的为阴干，乙、丁、己、辛、癸为阴干。

十二地支处于奇数位的为阳支，子、寅、辰、午、申、戌为阳支；处于偶数位的为阴支，丑、卯、巳、未、酉、亥为阴支。

天干地支轮配纪年，天干第一位与地支第一位相配为甲子年，天干第二位与地支第二位相配为乙丑年，往后以此类推。由于天干有十，地支有十二，天干一轮配完，地支仍余两位，继续与天干轮配，如此轮配，共六十年一个完整循环。而后再从甲子年开始。故六十年为一甲子。此甲子不是表示甲子年，而是干支纪年。天干地支轮配既可以代表年，也可以代表月、日、时。

干支纪年六十年见图 6-4。

1	甲子	11	甲戌	21	甲申	31	甲午	41	甲辰	51	甲寅
2	乙丑	12	乙亥	22	乙酉	32	乙未	42	乙巳	52	乙卯
3	丙寅	13	丙子	23	丙戌	33	丙申	43	丙午	53	丙辰
4	丁卯	14	丁丑	24	丁亥	34	丁酉	44	丁未	54	丁巳
5	戊辰	15	戊寅	25	戊子	35	戊戌	45	戊申	55	戊午
6	己巳	16	己卯	26	己丑	36	己亥	46	己酉	56	己未
7	庚午	17	庚辰	27	庚寅	37	庚子	47	庚戌	57	庚申
8	辛未	18	辛巳	28	辛卯	38	辛丑	48	辛亥	58	辛酉
9	壬申	19	壬午	29	壬辰	39	壬寅	49	壬子	59	壬戌
10	癸酉	20	癸未	30	癸巳	40	癸卯	50	癸丑	60	癸亥

图 6-4 六十甲子图

三、太极图、十二辟卦与二十四节气

在第一篇易学基础知识中曾经说过：一年之中太阳影子长短的变化，可以自然形成太极图（图 6-5）。易学中的太极图和古代的天文、历法以及中医理论均有密切联系。

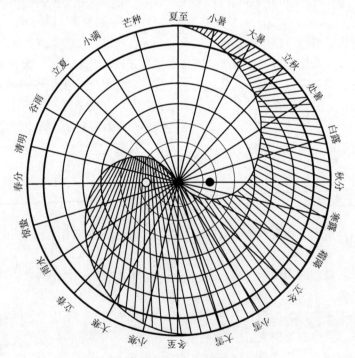

图 6-5 二十四节气与太极图对应图

（一）二十四节气

二十四节气反映了太阳对地球产生的影响。

1. 斗柄指向

干支历法原以北斗七星斗柄顶端的指向确定节气。北斗七星循环旋转，斗转星移，与季节变换有密切关系。"斗柄东指，天下皆春；斗柄南指，天下皆夏；斗柄西指，天下皆秋；斗柄北指，天下皆冬。"上古时代以北斗星斗柄所指的方位作为确定季节的标准，称为斗建，亦称月建。斗柄旋转依次指向"十二辰"，称为"十二月建"（或"十二月令"），"建"代表北斗七星斗柄顶端的指向；斗柄从正东偏北（寅位，后天八卦艮位）开始，经南、西、北转一圈，为一周期。岁末十二月指丑方，正月又复还寅位，故"斗柄回寅"为春正；"斗柄回寅"，指万物起始、一切更生之意也，意味着新的一个轮回已开启。斗指寅为立春，斗指壬为雨水，斗指丁为惊蛰，……斗指丑为大寒。斗柄指向确定的节气，始于立春，终于大寒。

2. 二十四节气歌

《素问·六节藏象论》有云："五日谓之候，三候谓之气，六气谓之时，四时谓之岁。"其中的"气"就是指二十四节气。

民谚二十四节气歌可以帮助记忆二十四节气。

二十四节气歌

春雨惊春清谷天，夏满芒夏暑相连，

秋处露秋寒霜降，冬雪雪冬小大寒。

每月两节不变更，最多相差一两天。

上半年来六廿一，下半年来八廿三。

（二）各种历法简介

1. 阳历

二十四节气表示的历法为阳历，可用太阳行度表示。冬至太阳直射点运行至南回归线，春分太阳直射点从南回归线向北运行至赤道，夏至太阳直射点运行至北回归线，秋分太阳直射点从北回归线向南运行至赤道。阳历以立春为每年的开始点，一年共三百六十五又四分之一天。二十四节气历法以干支纪年、纪月、纪日、纪时。

2. 阴历

初一、十五等表示的历法为阴历，是依月亮行度制定的历法。月为太阴，故称阴历。月亮绕地球一周为一月。一月二十九天半。阴历一年十二个月，十二个月为三百五十四天，与阳历一年相差十一又四分之一天。

3. 农历

农历则为阴历与二十四节气阳历的混合历。农历将春节作为每年的起始点。春节定位在阴历正月初一。由于阴历与阳历每年相差十一又四分之一天，为了使阴历的春节与阳历的立春相差不远，故阴历需要置闰月，才能使春节始终在立春前后。置闰的月份在阴历不包含中气的月份。

4. 公历

现行阿拉伯数字的历法为公历。采取公元纪年。公历是依据太阳行度制定的历法，故也称阳历。一年也为三百六十五又四分之一天。

（三）十二辟卦

十二辟卦是取自六十四卦中的十二个特殊的卦形，配合一年十二月的月候，指示自然界万物阴阳消息的意义，故又名"月卦""消息卦"。"辟"有开辟、开始之义。十二辟卦，表示一年十二个月地球阳气与阴气开辟通路放射与回收的变化规律。十二侯卦，意思是诸侯之卦，《周易》以古代的政治制度来作比方，中央的是天子，坐镇各方的是诸侯，大诸侯镇守十二方。即拿古代的政治制度，来说明这十二个卦的位置和性质。阳盈为息，阴虚为消。自"复"至"乾"为息卦，首"复"一阳生，次"临"二阳生，次"泰"三阳生，次"大壮"四阳生，次"夬"五阳生，至"乾"则六阳生。自"姤"至"坤"为消卦，首"姤"一阴消，次"遁"二阴消，次"否"三阴消，次"观"四阴消，次"剥"五阴消，至"坤"则六阴消。而"乾""坤"两卦又为消息之母。

（四）十二辟卦与十二月、二十四节气对应

十二地支，以"子"开始，子月是十一月，十一月的节气有冬至、大雪。一个月有两个节气，其中一个是节，一个是气，大雪是节，冬至是气，对应的十二辟卦是复卦，对应的乐律为"黄钟"。十二辟卦与十二月、十二律吕、二十四节气均有对应关系，如图 2-8 所示。

1. 复卦䷗与十一月大雪、冬至

十一月（子月）大雪、冬至，对应地雷复卦。大雪之时，阳热下沉越深，地面上的雪越大。见地面上的雪越大，则知地下的阳热沉得越深。冬至前，地球阳气不断回缩至地球深处，冬至者，阳热降极而升之位。冬至一阳生，地球阳气从地底深处由收藏转为上升，一阳来复，故为地雷复卦。冬至前，地球阴气不断释放至大气层高处。冬至时，地球释放至大气层最高处的阴气转而回收下降，靠近地面的阴气逐渐回收到地下。冬至时冬季过半，开始冬季的严寒气候。《周易·复卦》云："先王以至日闭关。"地球在冬至时阳气由收藏而生发，古圣贤法天择地，冬至日摒却一切事务，诚心静虑，使人体阳气能顺应自然而正常生发。冬至后，人体内在的阳气逐渐开始由收藏而生发，人体消化能力有所增加。故民俗有"冬至进补"之说。

2. 临卦䷒与十二月小寒、大寒

十二月小寒、大寒，对应地泽临卦。十二月，地球阳气逐渐从地下上升，临近地面，但还没有到达地面；地面高处的阴气也逐渐下降，也没有到达地面。十二月地面主要为阴气占据，是一年中最冷的时节。此时人体易感寒，而产生肩背痛、关节痛，甚至生冻疮等。

3. 泰卦䷊与正月立春、雨水

正月立春、雨水，对应地天泰卦。立春时，地球阳气从地下往地面上逐渐上升，阴气也逐渐回收至地下。阳在下而上升，阴在上而下降，阳升阴降，天地交通，故为地天泰卦。十一月一阳始升，十二月二阳渐升，正月三阳升至地面，故称三阳开泰。《素问·脉要精微论》云："冬至四十五日阳气微上，阴气微下。""冬至四十五日"即立春，立春起，东风吹，万物开始复苏，地面又将生机勃勃，故中国文化将立春作为一年起始。雨水时阳气继续上升，阴气继续下降，阴阳相交，多产生降雨，故称雨水。

4. 大壮卦☳☰与二月惊蛰、春分

二月惊蛰、春分，对应雷天大壮卦。二月地球阳气继续上升，地面上阳气已经壮大，故称大壮。阳气从地下上冲，地面上仍有部分阴气没有回收至地下，故阳气上冲冲击阴气而产生打雷，即惊蛰一声雷。到二月半，春季已过一半，故称春分。此时太阳直射赤道，地球表面阳气已多，阴气仍部分存留，阴阳交融，气温宜人。

5. 夬卦☱☰与三月清明、谷雨

三月清明、谷雨，对应泽天夬卦。三月地球阳气再度上升，阴气继续沉降，地面上的阴气已经很少了，故为夬卦。三月地面阳气上冲已盛，天清地明，故称清明。三月阳气释放到地面已多，温度逐渐升高，蒸腾到高空的水汽也增多，多降雨，利于谷物生长，故称谷雨。

6. 乾卦☰☰与四月立夏、小满

四月立夏、小满，对应乾卦。四月阳气继续释放上升，阴气已经完全回收至地下，地面上全为阳气占据，故为乾卦。阳气在地面逐渐盛满，故称小满。在五月、六月，地面持续被阳气占据，地面上阳气更加盛大，而此时四月阳气刚刚全部占据地面，量还不大，所以称小满。

7. 姤卦☴☰与五月芒种、夏至

五月芒种、夏至，对应天风姤卦。五月阳气逐渐释放到高空最高处，阳气之光芒最盛，有芒的小麦成熟，有芒的稻谷可种，故称芒种。到五月半为夏至，夏至时太阳直射点在南回归线，地球的阳气也释放到高空最高处，阴气也收藏到地球最深处，故称夏至。夏至起，阳气从高空最高处开始回收，阴气则从地底最深处开始上升，故夏至一阴升，与阳气相遇，为姤卦，姤意为相遇。夏至始，直至小暑、大暑，阳气在外放射，内里阴气已生，不宜吃寒凉冰冻食物，否则多伤脾胃，产生"洞泄"之症。

8. 遁卦☶☰与六月小暑、大暑

六月小暑、大暑，对应天山遁卦。六月阳气再度下降，阳气潜遁，故称遁卦。此时阴气继续上升，但高空阳气仍没有降至地面，地下阴气仍没升至地面。直到立秋，阳气才降至地面，阴气才上升至地面。故在立秋之前的小暑、大暑，是阳气在地面占据时间最长的时段，是一年中最热的时段，故称小暑、大暑。小暑、大暑时节是土气最旺盛的时段，土的特性是"滞"，即停滞、凝滞，使空气不容易流通，所以暑湿最盛，湿热交蒸，天气最为闷热。人在小暑、大暑之时备受湿热熏蒸，自然感觉夏时之长，故称长夏。

9. 否卦☰☷与七月立秋、处暑

七月立秋、处暑，对应天地否卦。夏至时，阳气即开始从高空下降，但阳气下降非常困难。一是由于小暑、大暑时地面是最热的，热的力量蒸腾发散，不利于阳气下降回收；二是小暑、大暑时湿气弥漫，阻滞阳气回收下降。所以小暑、大暑、立秋会有三伏天，是一年中最热的时段，三伏之中伏又是三伏中最热的时段。三伏之"伏"指地球本身的阳气回收下降伏藏。《素问·脉要精微论》云："夏至四十五日阴气微上，阳气微下。""夏至四十五日"即立秋，直至立秋之时，高空阳气才降至地面，地下阴气逐渐上升至地面。七月天地否卦，在上之阳气不能顺利下降，在下之阴气不能顺利上升，天地交通受阻，故为否卦。

10. 观卦 与八月白露、秋分

八月白露、秋分，对应风地观卦。八月起阳气逐渐回收潜藏至地下，地面上仍存有部分阳气"流连观望"，故称观卦。此时阴气也有部分上升至地面以上，阴阳交融，气候温凉宜人。八月由于暑气处理完毕，阳气顺利潜伏，秋季金气的收敛作用逐渐显现明显，空气中的水分在金气的收敛作用下逐渐收凝为水滴。金气白色，收敛水分凝聚成露珠，故称白露。八月半为秋季过半，故称秋分。

11. 剥卦 与九月寒露、霜降

九月寒露、霜降，对应山地剥卦。九月阴气在地面继续上升，阳气继续潜藏，地面上的阳气被阴气剥削得只剩下一阳了，故为剥卦。此时地面上阴气已多，已有清冷的感觉，空气中的水分为金气进一步收凝，故有寒露。九月半水分进一步凝结成霜，故有霜降。

12. 坤卦 与十月立冬、小雪

十月立冬、小雪，对应坤卦。立冬起，阴气在地面上已经极盛，阳气已经完全伏藏在地下，故为纯阴之坤卦。由于地面阴气盛大，在水气的寒凝作用下，空气中的水分进一步凝结成雪，故有小雪。阳热由降而沉入土下的水中，地面上由凉而寒，地面下由温而热。矿坑下的工友，夏着棉衣，冬则赤体，是地面下夏寒冬热之故。

13. 复卦 与十一月大雪、冬至

十一月大雪、冬至，对应地雷复卦。到大雪，阴气继续释放到地面上，地面上更寒冷，空气中的水分常常凝结而下大雪，故有大雪。到冬至，阳气又从地底深处开始上升，阴气也从高空最高处开始下降，又开始了一年中地球阴阳气的再次轮回。

一年中，地球阳气从十一月冬至开始从地下深处上升，正月立春到达地面，四月立夏完全上升至地面以上，到五月夏至放射到极点，从夏至由放射转为回收，在六月回潜最为困难，到七月立秋回收到地面，到十月立冬时完全回潜地下，到冬至收藏至地下最深处。

一年中，地球阴气从十一月冬至开始从高空最高处开始回收下降，到正月立春回收至地面，四月立夏完全回潜至地面以下，到五月夏至收藏至地下最深处，从夏至由收藏转为放射，在六月上升最为困难，到立秋到达地面，到十月立冬时完全上升至地面上，到冬至上升至空中最高处。

举例一种自然现象帮助理解一年之中地球阴阳气的变化：夏天时地下井水比地面上的水（例如河水）凉得多，吃西瓜时可以先把西瓜吊在井水里镇凉再拿出来吃。到了冬天就正相反，地面上的水冷到结了厚厚的冰，地下深处的水还很暖是流动的，如果要捉鱼就得把冰凿个洞。类似的自然现象还有很多，这些都是一年之中地球阴阳气变化的明证。

四、河图、洛书与藏象模式及六经起源

（一）河图、洛书

河图、洛书被称为"无字之易，先天之学"，是中国传统文化的"玄机"之一。河图、洛书是由圈、点符号表示的两个图形（图6-6、图6-7），从数字分析，一为九数图，一为十数图。《周易·系辞上》："河出图，洛出书，圣人则之。"《尚书》载："伏羲有天下，龙马负图

出于河。"即是说伏羲参考河图、洛书而演出了八卦。《黄帝内经》的藏象学说也援用河图、洛书之理类比脏腑的功能方位、时间和人身格局，堪为其理论之发端。由是而言，古代学者们所谓"医易同源"，其源在河图与洛书。河图、洛书由于太过久远，并不明确其具体来源。历代以来，对河图、洛书的来源大致有四种解说：一是瑞祥征兆说，即龙马负河图出于黄河、神龟背洛书出于洛水；二是图籍说，以河图、洛书为我国最早的文化典籍；三是数字发端说，认为河图、洛书是华夏数学文明的发端；四是图腾祭祀说，认为汉族在远古时代崇拜龙和龟，"河出龙图，洛出龟书"是远古民族的图腾崇拜延续下来的传说印迹。

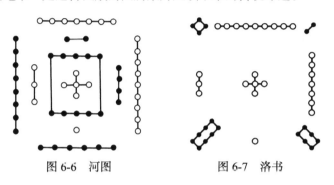

图 6-6　河图　　　　　　　　图 6-7　洛书

　　河图、洛书作为原始氏族图腾时代的文化主体内容，从《尚书》《周易大传》转化为文字记述和解释，但其图像由于传播载体的原因，没能广泛流传。汉唐之际孔安国、刘歆、郑玄、孔颖达曾述说河图、洛书，但未传示图形，以致宋初欧阳修否认此二图，并斥为"怪妄之尤甚者"。直至宋初道士陈抟传出了河图、洛书的图形。北宋刘牧专攻此学，形成了河洛学派。南北宋之际的学者朱震，在所著《汉上易卦图》中，首先把河图、洛书放置在扉页上以示其珍。继后朱熹的《周易本义》和其门人蔡元定用朱熹名义写的《易学启蒙》也把河图、洛书冠其书首，和太极图等九图共称先天图。明清诸多学者认为，至汉朝河图、洛书仍在应用，如扬雄《太玄经》援引洛书之数，汉末三国易学家管辂也根据洛书占卦。汉代以后由道家藏匿得以保存，至宋初才由陈抟、邵雍等人推出。其实，在《灵枢·九宫八风》中，也有洛书在医学中用于预测疾病的记述。1977 年 7 月，在安徽省阜阳发掘的汉代汝阴侯墓中，出土了太乙九宫占盘，天盘上的图便是洛书，其真实性得以肯定。

　　朱熹《易学启蒙》析"图""书"之义甚详，今节其要者数则以备参考：

　　　　河图之位，一与六共宗而居乎北，二与七为朋而居乎南，三与八同道而居乎东，四与九为友而居乎西，五与十相守而居乎中。盖其所以为数者，不过一阴一阳，以两其五行而已。所谓"天"者，阳之轻清而位乎上者也；所谓"地"者，阴之重浊而位乎下者也。阳数奇，故一三五七九皆属于天，所谓"天数五"也，阴数偶，故二四六八十皆属于地，所谓"地数五"也。天数、地数各以类而相求，所谓五位之相得者然也。天以一生水，而地以六成之；地以二生火，而天以七成之；天以三生木，而地以八成之；地以四生金，而天以九成之；天以五生土，而地以十成之：此又其所谓"各有合"焉者也。积五奇而为二十五，积五偶而为三十，合是二者，而为五十有五。此河图之全数，皆夫子之意，而诸儒之说也。

　　　　河图以五生数统五成数，而同处其方。盖揭其全以示人，而道其常、数之体也。洛书以五奇数统四偶数，而各居其所。盖主于阳以统阴，而肇其变，数之用也。

　　河图之一二三四，各居其五象本方之外；而六七八九十者，又各因五而得数，以附于其生数之外。洛书之一三七九，亦各居其五象本方之外；而二四六八者，又各因其类，以附于奇数之侧。盖中者为主，而外者为客；正者为君，而侧者为臣：亦各有条而不紊也。

　　河图以生出之次言之，则始下、次上、次左、次右以复于中，而又始于下也。以运行之次言之，则始东、次南、次中、次西、次北，左旋一周，而又始于东也。其生数在内者，则阳居下左，而阴居上右也；其成数之在外者，则阴居下左，而阳居上右也。洛书之次，其阳数，则首北，次东、次中、次西、次南；其阴数，则首西南、次东南、次西北、次东北也。合而言之，则首北、次西南、次东、次东南、次中、次西北、次西、次东北而究于南也。其运行，则水克火、火克金、金克木、木克土，右旋一周，而土复克水也。是亦各有说矣。

　　河图六七八九，即附于生数之外矣，此阴阳老少、进退饶乏之正也。其九者，生数一三五之积也，故自北而东，自东而西，以成于四之外。其六者，生数二四之积也，故自南而西，自西而北，以成于一之外。七，则九之自西而南者也。八，则六之自北而东者也。此又阴阳老少，而互藏其宅之变也。洛书之纵横十五，而七八九六，迭为消长；虚五分十，而一含九，二含八，三含七，四含六，则参伍错综，无适而不遇其合焉。此变化无穷之所以为妙也。

　　圣人则河图者虚其中，则洛书者总其实也。河图之虚五与十者，太极也；奇数二十、偶数二十者，两仪也；以一二三四为六七八九者，四象也；析四方之合以为乾、坤、离、坎，补四隅之空以为兑、震、巽、艮者，八卦也。

（二）河图洛书与《黄帝内经》藏象模式

　　河图四方生数（一、二、三、四）都要与中五相加，才能变为成数（六、七、八、九），中五是特殊数。洛书配八卦，亦独中五无卦相配，形成"中五立极"。《黄帝内经》谓："脾土者也，治中央，常以四时长四藏，各十八日寄治，不得独主于时也。脾藏者，常著胃土之精也。土者生万物而法天地。"（《素问·太阴阳明论》）。完全依据易说。

　　五脏与五行的配应，并不是一开始就像现在这个样子。先秦的有些著作，如古文《尚书》《吕氏春秋》等，曾根据实际解剖位置作脾木（左）、肝金（右）、肺火（上）、心土（中）、肾水（下），这用五行特性很难解释，但按五脏解剖位置配河图五行方位则相一致（肺上火，脾左木，心中土，肝右金，肾下水）。说明五脏与五行的配应，首先是从河图而来。如不是为了配河图五行方位，脾木肝金肺火等说是难以理解的。此应视为河图五脏说的早期形式。此说因与五脏生理特性不协，《黄帝内经》遂以功能相应为主作调整，成了肝木肺金脾土，仍是为了配应河图。由此产生的"肝气左升""肺气右降"理论，即从河图东升西降的模式而来。

　　《素问·金匮真言论》是《黄帝内经》论述藏象的重要篇章之一，描绘了藏象的基本框架，除谈了五脏与四时、五方、五星、五体、九窍及色、味、音、臭、谷、畜等的相应关系外，还有"东方……其数八""南方……其数七"等论述，这里的"其数某"，用的就是河图成数。这是藏象模式源于河图的直接证据。

　　再例如《素问·气厥论》中五脏寒热相移的次序，既非五行相生，也非五行相克，历代注家对此都不得其解。其实，这是严格遵循了八卦从先天位到后天位的规律。坤卦先天居北方相应于肾，后天居西南相应于脾，故肾移寒热于脾；巽卦先天居西南相应于脾，后天居东南相应于胆,故脾移寒热于肝(胆属肝);离卦先天居东方相应于肝,后天居南方相应于心,故肝移寒热于心;乾卦先天居南方相应于心,后天居西北相应于大肠,故心移寒热于肺(大肠属肺);坎卦先天居西方相应于肺,后天居北方相应于肾,故肺移寒热于肾。若非作者心中先有洛书八卦先后天图式,是不可能写出五脏寒热相移的这种次序来的。

可以认为,如果没有易学的河图洛书,就不会有《黄帝内经》现在这样的藏象系统。

(三)从河图洛书探究六经起源

六经辨证是中医学的基本理论之一,但六经的实质,是中医学中长期争论,悬而未决的问题。六经所谓的三阴三阳是什么?以往大多认为,三阴三阳是阴阳的再分,事物有阴阳两仪各生太少而为太阴、少阴、太阳、少阳四象,进而划分出非太非少的厥阴和阳明,形成三阴三阳。这种理解虽有一定的道理,但用来解释六经分证中的一些问题(如太阳主表,何以不配肺卫而入膀胱?太阳是阳之最,为何位北主冬配寒水?为何太阳不与太阴而与少阴相表里等),显然无能为力。其实,《黄帝内经》三阴三阳的概念,与河图洛书同样有着密切关系。

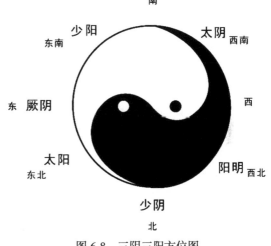

图6-8　三阴三阳方位图

河图四个生数代表四时、四方,代表四时、四方的四个生数,两相交会,可以也只能有六种组合,这六种组合恰恰构成了三阴三阳(图6-8)。

一、三是阳数,交会东北为太阳;二、四是阴数,相合西南为太阴。一四、二三均相邻交会于外,外为阳,一四合化于西北阳明,二三合化于东南少阳。一二、三四均相向对合于内,内为阴,一二相合为少阴,三四相合为厥阴,少阴在北,厥阴在东者,阴从于阳(二从一,四从三)之故也。

《素问·阴阳离合论》中有三阴三阳方位的论述:"圣人南面而立,前曰广明,后曰太冲。太冲之地,名曰少阴;少阴之上,名曰太阳……广明之下,名曰太阴;太阴之前,名曰阳明……厥阴之表,名曰少阴。"恰与河图四生数交变化生三阴三阳的方位契合(图6-9)。

马王堆出土的医帛《阴阳十一脉灸经》中以三阴三阳命名的只有八脉:足钜(太)阳脉、少阳脉、阳明脉、足钜(太)阴脉、厥阴脉、少阴脉、臂钜(太)阴脉和臂少阴脉(其余三脉分别称作"肩脉""耳脉"和"齿脉"),这个情况很值得注意,它留下了三阴三阳与经络相合的早期形态的痕迹。显然,原始的三阴三阳脉是足六经,名称上也不冠手足,以后加上了臂太阴和少阴二脉,为什么只加二脉?又为什么加的是这二脉?耐人寻味。较为合理的解

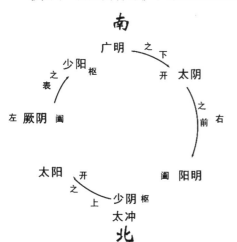

图6-9　《黄帝内经》三阴三阳方位图

释，只能是为了配应九宫八卦之需。试看六脉配八方，缺的是正南和正西。正南离心，正西兑肺，所补恰好是臂少阴心脉和臂太阴肺脉。

搞清了三阴三阳的易学模式，以往六经研究中的一系列问题，均可得到较为合理的解释。

中医理论与易学理论渊源颇深。易学以天地自然为研究对象，研究一日白天黑夜、一月朔望、一年四季、一个六十甲子等不同周期之中，天地自然是如何周期性变化的。易学的本质不是哲学，更不是玄学，而是中国古代的自然科学。中医学的思维方式、认识方法、基本概念甚至基本理论框架均来源于易学。天人合一的基本观念、取类比象的思维方式、阴阳五行的基本概念来源于易学，中医理论最基本、最核心的框架是藏象、经络理论，而藏象、经络理论是在河图、洛书的模式上建立的。没有易学，就没有这样的中医学。如果不懂易学的基础知识，就看不懂《黄帝内经》，理解不了中医理论。在学习中医理论之前，先学习与中医理论相关的易学基础知识是很有帮助的。

主要参考文献

陈远国，2019. 五运六气：中医运气理论与运用. 北京：北京科学技术出版社.

傅佩荣，2012. 傅佩荣译解易经. 北京：东方出版社.

顾植山，1991. 易学模式对内经理论体系形成的影响. 南京中医学院学报，7（4）：196-197.

顾植山，1992. 中医学的起源与"医源于易"论. 国医论坛，7（2）：8-11.

顾植山，2001. 易学模式对中医学思想的影响. 中华医史杂志，31（3）：160-164.

顾植山，2004. "医易同源"基本概念辨析. 医古文知识，（4）：6-7.

李定，2017 符号学视野下的易学. 广州：华南理工大学出版社.

孟庆云，2017. 周易文化与中医学. 北京：中国中医药出版社.

南怀瑾，2002. 易经杂说. 上海：复旦大学出版社.

彭子益，2007. 圆运动的古中医学. 北京：中国中医药出版社.

齐济，2014. 周易正讲. 北京：线装书局.

附　录

系辞上传

　　天尊地卑，乾坤定矣。卑高以陈，贵贱位矣。动静有常，刚柔断矣。方以类聚，物以群分，吉凶生矣。在天成象，在地成形，变化见矣。鼓之以雷霆，润之以风雨，日月运行，一寒一暑，乾道成男，坤道成女。乾知大始，坤作成物。乾以易知，坤以简能。易则易知，简则易从。易知则有亲，易从则有功。有亲则可久，有功则可大。可久则贤人之德，可大则贤人之业。易简，而天下之理得矣；天下之理得，而成位乎其中矣。

　　圣人设卦观象，系辞焉而明吉凶，刚柔相推而生变化。是故，吉凶者，失得之象也。悔吝者，忧虞之象也。变化者，进退之象也。刚柔者，昼夜之象也。六爻之动，三极之道也。是故，君子所居而安者，易之序也。所乐而玩者，爻之辞也。是故，君子居则观其象，而玩其辞；动则观其变，而玩其占。是故自天佑之，吉无不利。

　　象者，言乎象也。爻者，言乎变者也。吉凶者，言乎其失得也。悔吝者，言乎其小疵也。无咎者，善补过也。是故，列贵贱者，存乎位。齐小大者，存乎卦。辩吉凶者，存乎辞。忧悔吝者，存乎介。震无咎者，存乎悔。是故，卦有小大，辞有险易。辞也者，也各指其所之。

　　易与天地准，故能弥纶天地之道。仰以观于天文，俯以察于地理，是故知幽明之故。原始反终，故知死生之说。精气为物，游魂为变，是故知鬼神之情状。与天地相似，故不违。知周乎万物，而道济天下，故不过。旁行而不流，乐天知命，故不忧。安土敦乎仁，故能爱。范围天地之化而不过，曲成万物而不遗，通乎昼夜之道而知，故神无方而易无体。

　　一阴一阳之谓道，继之者善也，成之者性也。仁者见之谓之仁，知者见之谓之知，百姓日用不知；故君子之道鲜矣！显诸仁，藏诸用，鼓万物而不与圣人同忧，盛德大业至矣哉！富有之谓大业，日新之谓盛德。生生之谓易，成象之谓乾，效法之谓坤，极数知来之谓占，通变之谓事，阴阳不测之谓神。

　　夫易，广矣大矣！以言乎远，则不御；以言乎迩，则静而正；以言乎天地之间，则备矣！夫乾，其静也专，其动也直，是以大生焉。夫坤，其静也翕，其动也辟，是以广生焉。

　　子曰："易其至矣乎！"夫易，圣人所以崇德而广业也。知崇礼卑，崇效天，卑法地，天地设位，而易行乎其中矣。成性存存，道义之门。

　　圣人有以见天下之赜，而拟诸其形容，象其物宜；是故谓之象。圣人有以见天下之动，而观其会通，以行其礼。系辞焉，以断其吉凶；是故谓之爻。言天下之至赜，而不可恶也；言天下之至动，而不可乱也。拟之而后言，议之而后动，拟议以成其变化。"鸣鹤在阴，其子和之，我有好爵，吾与尔靡之。"子曰："君子居其室，出其言，善则千里之外应之，况其迩者乎？居其室，出其言，不善千里之外违之，况其迩乎？言出乎身，加乎民；行发乎迩，言行君子之枢机，枢机之发，荣辱之主也。言行，君子之所以动天地也，可不慎乎？""同人，先号啕而后笑。"子曰："君子之道，或出或处，或默或语，二人同心，其利断金；同心之言，其臭如兰。""初六，藉用白茅，无咎。"子曰："苟错诸地而可矣；藉用白茅，何咎之有？慎之至也。夫茅之为物薄，而用可重也。慎斯术也以往，其无所失矣。""劳谦君子，有终吉。"子曰："劳而不伐，有功而不德，厚之至也，语以其功下人者也。德言盛，礼言恭，谦也者，致恭以存其位者也。""亢龙有悔。"子曰："贵而无位，高而无民，贤人在下位而无辅，是以动而有悔也。""不出户庭，无咎。"子曰："乱之所生也，则言语以为阶。君不密，则失臣；臣不密，则失身；几事不密，则害成；是以君子慎密而不出也。"子曰："作易者其知盗乎？易曰：'负且乘，致寇至。'负也者，小人之事也；乘也者，君子之器也。小人而乘君子之器，盗思夺之矣！上慢下暴，盗思伐之矣！慢藏诲盗，冶容诲淫，易曰：'负且乘，致寇至。'盗之招也。"

天一地二，天三地四，天五地六，天七地八，天九地十。天数五，地数五，五位相得而各有合。天数二十有五，地数三十，凡天地之数，五十有五，此所以成变化而行鬼神也。大衍之数五十，其用四十有九。分而为二以象两，挂一以象三，揲之以四以象四时，归奇于扐以象闰，五岁再闰，故再扐而后挂。乾之策，二百一十有六。坤之策，百四十有四。凡三百有六十，当期之日。二篇之策，万有一千五百二十，当万物之数也。是故，四营而成易，十有八变而成卦，八卦而小成。引而伸之，触类而长之，天下之能事毕矣。显道神德行，是故可与酬酢，可与佑神矣。子曰："知变化之道者，其知神之所为乎！"

易有圣人之道四焉，以言者尚其辞，以动者尚其变，以制器者尚其象，以卜筮者尚其占。是以君子将有为也，将有行也，问焉而以言，其受命也如响，无有远近幽深，遂知来物。非天下之至精，其孰能与于此。参伍以变，错综其数，通其变，遂成天地之文；极其数，遂定天下之象。非天下之至变，其孰能与于此。易无思也，无为也，寂然不动，感而遂通天下之故。非天下之致神，其孰能与于此。夫易，圣人之所以极深而研几也。惟深也，故能通天下之志；惟几也，故能成天下之务；惟神也，故不疾而速，不行而至。子曰：易有圣人之道四焉者，此之谓也。

子曰："夫易何为者也？夫易开物成务，冒天下之道，如斯而已者也。是故，圣人以通天下之志，以定天下之业，以断天下之疑。"是故，蓍之德，圆而神；卦之德，方以知；六爻之义，易以贡。圣人以此洗心，退藏于密，吉凶与民同患。神以知来，知以藏往，其孰能与于此哉！古之聪明睿知神武而不杀者夫？是以，明于天之道，而察于民之故，是兴神物以前民用。圣人以此斋戒，以神明其德夫！是故，阖户谓之坤；辟户谓之乾；一阖一辟谓之变；往来不穷谓之通；见乃谓之象；形乃谓之器；制而用之谓之法；利用出入，民咸用之谓之神。是故，易有太极，是生两仪，两仪生四象，四象生八卦，八卦定吉凶，吉凶生大业。是故，法象莫大乎天地；变通莫大乎四时；悬象著明莫大乎日月；崇高莫大乎富贵；备物致用，立成器以为天下利，莫大乎圣人；探赜索隐，钩深致远，以定天下之吉凶，成天下之亹亹者，莫大乎蓍龟。是故，天生神物，圣人执之。天地变化，圣人效之。天垂象，见吉凶，圣人象之。河出图，洛出书，圣人则之。易有四象，所以示也。系辞焉，所以告也。定之以吉凶，所以断也。

《易》曰："自天佑之，吉无不利。"子曰："佑者助也。天之所助者，顺也；人之所助者，信也。履信思乎顺，又以尚贤也。是以'自天佑之，吉无不利'也。"子曰："书不尽言，言不尽意；然则圣人之意，其不可见乎？"子曰："圣人立象以尽意，设卦以尽情伪，系辞焉以尽其言，变而通之以尽利，鼓之舞之以尽神。"乾坤其易之缊邪？乾坤成列，而易立乎其中矣。乾坤毁，则无以见易；易不可见，则乾坤或几乎息矣。是故，形而上者谓之道；形而下者谓之器；化而裁之谓之变；推而行之谓之通；举而错之天下之民谓之事业。是故，夫象，圣人有以见天下之赜，而拟诸形容，象其物宜，是故谓之象。圣人有以见天下之动，而观其会通，以行其典礼，系辞焉，以断其吉凶，是故谓之爻。极天下之赜者，存乎卦；鼓天下之动者，存乎辞；化而裁之，存乎变；推而行之，存乎通；神而明之，存乎其人；默而成之，不言而信，存乎德行。

系 辞 下 传

八卦成列，象在其中矣。因而重之，爻在其中矣。刚柔相推，变在其中矣。系辞焉而命之，动在其中矣。吉凶悔吝者，生乎动者也。刚柔者，立本者也。变通者，趣时者也。吉凶者，贞胜者也。天地之道，贞观者也。日月之道，贞明者也。天下之动，贞夫一者也。夫乾，确然示人易矣。夫坤，聩然示人简矣。爻也者，效此者也。象也者，像此者也。爻象动乎内，吉凶见乎外，功业见乎变，圣人之情见乎辞。天地之大德曰生，圣人之大宝曰位。何以守位曰仁。何以聚人曰财。理财正辞，禁民为非曰义。

古者包羲氏之王天下也，仰则观象于天，俯则观法于地，观鸟兽之文，与地之宜，近取诸身，远取诸物，于是始作八卦，以通神明之德，以类万物之情。作结绳而为网罟，以佃以渔，盖取诸离。包羲氏没，神农氏作，斫木为耜，揉木为耒，耒耨之利，以教天下，盖取诸益。日中为市，致天下之货，交易而退，各得其所，盖取诸噬嗑。神农氏没，黄帝、尧、舜氏作，通其变，使民不倦，神而化之，使民宜之。易穷则变，变则通，通则久。是以自天佑之，吉无不利，黄帝、尧、舜，垂衣裳而天下治，盖取诸乾坤。刳木为舟，剡木为楫，舟楫之利，以济不通，致远以利天下，盖取诸涣。服牛乘马，引重致远，以利天下，盖取诸随。重门击柝，以待暴客，盖取诸豫。断木为杵，掘地为臼，臼杵之利，万民以济，盖取诸小过。弦木为弧，剡木为矢，弧矢之利，以威天下，盖取诸睽。上古穴居而野处，后世圣人易之以宫室，上栋下宇，以待风雨，盖取诸大壮。古之葬者，厚衣之以薪，葬之中野，不封不树，丧期无数，后世圣人易之以棺椁，盖取诸大过。上古结绳而治，后世圣人易之以书契，百官以治，万民以察，盖取诸夬。

是故，易者象也。象也者，像也。彖者材也。爻也者，效天下之动者也。是故，吉凶生，而悔吝著也。

阳卦多阴，阴卦多阳，其故何也？阳卦奇，阴卦耦。其德行何也？阳一君而二民，君子之道也。阴二君而一民，小人之道也

《易》曰："憧憧往来，朋从尔思。"子曰："天下何思何虑？天下同归而殊途，一致而百虑，天下何思何虑？""日往则月来，月往则日来，日月相推而明生焉。寒往则暑来，暑往则寒来，寒暑相推而岁成焉。往者屈也，来者信也，屈信相感而利生焉。""尺蠖之屈，以求信也。龙蛇之蛰，以存身也。精义入神，以致用也。利用安身，以崇德也。过此以往，未之或知也。穷神知化，德之盛也。"《易》曰："困于石，据于蒺藜，入于其宫，不见其妻，凶。"子曰："非所困而困焉，名必辱。非所据而据焉，身必危。既辱且危，死期将至，妻其可得见邪？"《易》曰："公用射隼于高墉之上，获之无不利。"子曰："隼者禽也，弓矢者器也，射之者人也。君子藏器于身，待时而动，何不利之有？动而不括，是以出而不获。语成器而动者也。"子曰："小人不耻不仁，不畏不义，不见利而不劝，不威不惩；小惩而大诫，此小人之福。《易》曰：'履校灭趾，无咎。'此之谓也。""善不积，不足以成名；恶不积，不足以灭身。小人以小善为无益，而弗为也，故恶积而不可掩，罪大而不可解。《易》曰：'履校灭耳，凶。'"子曰："危者，安其位者也；亡者，保其存者也；乱者，有其治者也。是故，君子安而不忘危，存而不忘亡，治而不忘乱；是以，身安而国家可保也。《易》曰：'其亡其亡，系于苞桑。'""天地絪缊，万物化醇。男女构精，万物化生。《易》曰：'三人行，则损一人；一人行，则得其友。'言致一也"。子曰："君子安其身而后动，易其心而后语，定其交而后求。君子修此三者，故全也。危以动，则民不与也；惧以语，则民不应也；无交而求，则民不与也。莫之与，则伤之者至矣。《易》曰：'莫益之，或击之，立心勿恒，凶。'"

子曰："乾坤其易之门邪？乾阳物也，坤阴物也。阴阳合德，而刚柔有体，以体天地之撰，以通神明之德。其称名也，杂而不越。于稽其类，其衰世之意邪？"子曰："夫易，彰往而察来，而微显阐幽，开而当名，辨物正言，断辞则备矣。其称名也小，其取类也大，其旨远，其辞文，其言曲而中，其事肆而隐，因贰以济民行，以明失得之报。"

易之兴也，其于中古乎？作易者，其有忧患乎？是故，履，德之基也；谦，德之柄也；复，德之本也；恒，德之固也；损，德之修也；益，德之裕也；困，德之辨也；井，德之地也；巽，德之制也。履，和而至；谦，尊而光；复，小而辨于物；恒，杂而不厌；损，先难而后易；益，长裕而不设；困，

穷而通；井，居其所而迁；巽，称而隐。履，以和行；谦，以制礼；复，以自知；恒，以一德；损，以远害；益，以兴利；困，以寡怨；井，以辨义；巽，以行权。

易之为书也，不可远；为道也，屡迁。变动不居，周流注虚，上下无常，刚柔相易，不可为典要，唯变所适。其出入以度，外内使知惧，又明于忧患与故，无有师保，如临父母。初率其辞，而揆其方，既有典常。苟非其人，道不虚行。

易之为书也，原始要终，以为质也。六爻相杂，唯其时物也。其初难知，其上易知，本末也。初辞拟之，卒成之终。若夫杂物撰德，辨是与非，则非其中爻不备。噫！亦要存亡吉凶，则居可知矣。知者观其象辞，则思过半矣。二与四位，同功而异位，其善不同，二多誉，四多惧，近也。柔之为道，不利远者，其要无咎，其用柔中也。三与五，同功而异位，三多凶，五多功，贵贱之等也。其柔危，其刚胜邪？

易之为书也，广大悉备，有天道焉，有人道焉，有地道焉。兼三才而两之，故六；六者非它也，三才之道也。道有变动，故曰爻；爻有等，故曰物；物相杂，故曰文；文不当，故吉凶生焉。

易之兴也，其当殷之末世，周之盛德邪？当文王与纣之事邪？是故其辞危。危者使平，易者使倾，其道甚大，百物不废。惧以终始，其要无咎，此之谓易之道也。

夫乾，天下之至健也，德行恒，易以知险。夫坤，天下之至顺也，德行恒简以知阻。能说诸心，能研诸侯之虑，定天下之吉凶，成天下之亹亹者。是故，变化云为，吉事有祥，象事知器，占事未来。天地设位，圣人成能，人谋鬼谋，百姓与能。八卦以象告，爻象以情言，刚柔杂居，而吉凶可见矣！变动以利言，吉凶以情迁。是故，爱恶相攻而吉凶生；远近相取而悔吝生，情伪相感而利害生。凡易之情，近而不相得则凶；或害之，悔且吝。将叛者，其辞惭，中心疑者其辞枝，吉人之辞寡，躁人之辞多，诬善之人其辞游，失其守者其辞屈。

说 卦 传

昔者圣人之作《易》也，幽赞于神明而生蓍，参天两地而倚数，观变于阴阳而立卦，发挥于刚柔而生爻，和顺于道德而理于义，穷理尽性以至于命。

昔者圣人之作《易》也，将以顺性命之理。是以立天之道曰阴与阳，立地之道曰柔与刚，立人之道曰仁与义。兼三才而两之，故《易》六画而成卦，分阴分阳，迭用柔刚，故《易》六位而成章。

天地定位，山泽通气，雷风相薄，水火不相射，八卦相错。数往者顺，知来者逆，是故《易》逆数也。雷以动之，风以散之，雨以润之，日以烜之，艮以止之，兑以说之，乾以君之，坤以藏之。

帝出乎震，齐乎巽，相见乎离。致役乎坤，说言乎兑，战乎乾，劳乎坎，成言乎艮。万物出乎震，震东方也。齐乎巽，巽东南也，齐也者，言万物之洁齐也。离也者，明也。万物皆相见，南方之卦也。圣人南面而听天下，向明而治，盖取诸此也。坤也者，地也，万物皆致养焉，故曰致役乎坤。兑，正秋也，万物之所说也，故曰说言乎兑。战乎乾，乾，西北之卦也，言阴阳相薄也。坎者，水也，正北方之卦也，劳卦也，万物之所归也，故曰劳乎坎。艮，东北之卦也，万物之所成终而所成始也，故曰成言乎艮。

神也者，妙万物而为言者也。动万物者莫疾乎雷，桡万物者莫疾乎风，燥万物者莫熯乎火，说万物者莫说乎泽，润万物者莫润乎水，终万物始万物者莫盛乎艮。故水火相逮，雷风不相悖，山泽通气，然后能变化，既成万物也。

乾，健也；坤，顺也；震，动也；巽，入也；坎，陷也；离，丽也；艮，止也；兑，说也。

乾为马，坤为牛，震为龙，巽为鸡，坎为豕，离为雉，艮为狗，兑为羊。

乾为首，坤为腹，震为足，巽为股，坎为耳，离为目，艮为手，兑为口。

乾，天也，故称乎父。坤，地也，故称乎母。震，一索而得男，故谓之长男。巽，一索而得女，故谓之长女。坎，再索而得男，故谓之中男。离，再索而得女，故谓之中女。艮，三索而得男，故谓之少男。兑，三索而得女，故谓之少女。

乾为天，为圜，为君，为父，为玉，为金，为寒，为冰，为大赤，为良马，为老马，为瘠马，为驳马，为木果。

坤为地，为母，为布，为釜，为吝啬，为均，为子母牛，为大舆，为文，为众，为柄，其于地也为黑。

震为雷，为龙，为玄黄，为旉，为大涂，为长子，为决躁，为苍莨竹，为萑苇；其于马也，为善鸣，为馵足，为的颡；其于稼也，为反生；其究为健，为蕃鲜。

巽为木，为风，为长女，为绳直，为工，为白，为长，为高，为进退，为不果，为臭；其于人也，为寡发，为广颡，为多白眼，为近利市三倍；其究为躁卦。

坎为水，为沟渎，为隐伏，为矫輮，为弓轮；其于人也，为加忧，为心病，为耳病，为血卦，为赤；其于马也，为美脊，为亟心，为下首，为薄蹄，为曳；其于舆也，为多眚；为通，为月，为盗；其于木也，为坚多心。

离为火，为日，为电，为中女，为甲胄，为戈兵；其于人也，为大腹，为乾卦；为鳖，为蟹，为蠃，为蚌，为龟；其于木也，为科上槁。

艮为山，为径路，为小石，为门阙，为果蓏，为阍寺，为指，为狗，为鼠，为黔喙之属；其于木也，为坚多节。

兑为泽，为少女，为巫，为口舌，为毁折，为附决；其于地也，为刚卤；为妾，为羊。

序 卦 传

有天地，然后万物生焉。盈天地之间者，唯万物，故受之以屯，屯者盈也，屯者物之始生也。物生必蒙，故受之以蒙；蒙者蒙也，物之稚也。物稚不可不养也，故受之以需；需者饮食之道也。饮食必有讼，故受之以讼。讼必有众起，故受之以师；师者众也。众必有所比，故受之以比；比者比也。比必有所畜也，故受之以小畜。物畜然后有礼，故受之以履。履而泰，然后安，故受之以泰；泰者通也。物不可以终通，故受之以否。物不可以终否，故受之以同人。与人同者，物必归焉，故受之以大有。有大者不可以盈，故受之以谦。有大而能谦，必豫，故受之以豫。豫必有随，故受之以随。以喜随人者必有事，故受之以蛊；蛊者事也。有事而后可大，故受之以临；临者大也。物大然后可观，故受之以观。可观而后有所合，故受之以噬嗑；嗑者合也。物不可以苟合而已，故受之以贲；贲者饰也。致饰然后亨，则尽矣，故受之以剥；剥者剥也。物不可以终尽，剥穷上反下，故受之以复。复则不妄矣，故受之以无妄。有无妄然后可畜，故受之以大畜。物畜然后可养，故受之以颐；颐者养也。不养则不可动，故受之以大过。物不可以终过，故受之以坎；坎者陷也。陷必有所丽，故受之以离；离者丽也。

有天地，然后有万物；有万物，然后有男女；有男女，然后有夫妇；有夫妇，然后有父子；有父子然后有君臣；有君臣，然后有上下；有上下，然后礼仪有所错。夫妇之道，不可以不久也，故受之以恒；恒者久也。物不可以久居其所，故受之以遁；遁者退也。物不可终遁，故受之以大壮。物不可以终壮，故受之以晋；晋者进也。进必有所伤，故受之以明夷；夷者伤也。伤于外者，必反其家，故受之以家人。家道穷必乖，故受之以睽；睽者乖也。乖必有难，故受之以蹇；蹇者难也。物不可终难，故受之以解；解者缓也。缓必有所失，故受之以损；损而不已，必益，故受之以益。益而不已，必决，故受之以夬；夬者决也。决必有所遇，故受之以姤；姤者遇也。物相遇而后聚，故受之以萃；萃者聚也。聚而上者，谓之升，故受之以升。升而不已，必困，故受之以困。困乎上者，必反下，故受之以井。井道不可不革，故受之以革。革物者莫若鼎，故受之以鼎。主器者莫若长子，故受之以震；震者动也。物不可以终动，止之，故受之以艮；艮者止也。物不可以终止，故受之以渐；渐者进也。进必有所归，故受之以归妹。得其所归者必大，故受之以丰；丰者大也。穷大者必失其居，故受之以旅。旅而无所容，故受之以巽；巽者入也。入而后说之，故受之以兑；兑者说也。说而后散之，故受之以涣；涣者离也。物不可以终离，故受之以节。节而信之，故受之以中孚。有其信者，必行之，故受之以小过。有过物者，必济，故受之既济。物不可穷也，故受之以未济终焉。

杂　卦　传

乾刚，坤柔，比乐，师忧。临、观之义，或与或求。屯见而不失其居。蒙杂而著。震起也，艮止也；损益盛衰之始也。大畜时也。无妄灾也。萃聚，而升不来也。谦轻，而豫怠也。噬嗑食也，贲无色也。兑见，而巽伏也。随无故也，蛊则饬也。剥烂也，复反也。晋昼也，明夷诛也。井通，而困相遇也。咸速也，恒久也。涣离也，节止也；解缓也，蹇难也；睽外也，家人内也；否泰反其类也。大壮则止，遯则退也。大有众也，同人亲也；革去故也，鼎取新也；小过过也，中孚信也；丰多故，亲寡旅也。离上，而坎下也。小畜寡也，履不处也。需不进也，讼不亲也。大过颠也。姤遇也，柔遇刚也。渐女归，待男行也。颐养正也，既济定也。归妹女之终也。未济男之穷也。夬决也，刚决柔也，君子道长，小人道忧也。

后　记

　　编这本书的初衷是将其作为广州中医药大学"周易选读"这门选修课的教材使用。在开设这门选修课三年之后，非常高兴本教材将由科学出版社公开出版发行了！

　　对于留存至今最古老且仍极具活力、广受推崇的经典著作《周易》来说，我及本书的其他编者无疑是才疏学浅的后学者，从古至今，解读、阐发《周易》的著作不计其数，珠玉在前，那为什么还要去做这件事呢？

　　虽然《周易》广为传播，研究者众，但是大部分中医院校是不开设这门课的，少数中医院校可能开设有相关的选修课，但也没有系统规范的教材可供使用。易学与中医学的关系，历来有"医易同源"和"医源于易"等讲法，并有一些专门研究医易关系的著作。对于《周易》这部博大精深的经典著作，中文专业、哲学专业的人在学，很多爱好易学的普通人在学，但学习和从事与易学有着千丝万缕联系的中医专业的人却大多不学。从我个人和其他中医学子的经验来说，刚经历过高考上大学时，大家学数理化的脑子乍然接触到从阴阳五行开始的中医基础理论，质疑多过接受，都是在半信半疑中学下来的，接受和掌握中医理论的过程是很艰难的。那中医理论的基础——阴阳五行又是从哪里来的呢？其实就是从易学中来的，阴阳五行就属于易学的范畴。这里的易学，不单是指《周易》，《周易》主要讲六十四卦，阴阳、五行、八卦、天干地支等，这些都属于易学的范畴。了解基本的易学知识，对于学习、理解中医理论是有帮助的。而学习易学，最常见、最经典的读本就是《周易》，所以学习易学宜从《周易》入手。

　　本书旨在讲解易学的基础知识、《周易》六十四卦的基本含义及与中医理论相关的易学知识，为中医学子学习易学、学习中医打基础，对博大精深的《周易》并不作广泛深入的阐述和发挥。虽然才薄智浅，但只为有所裨益于中医初学者，故仍不揣谫陋，广泛学习参考相关著作，深入思考辨析，悉心梳理，编撰成书。我和本书其他编者对于《周易》的知识都是自学而来的，一些理解难免有所偏差，书中内容如有不当之处，敬请批评指正！

徐慧聪

庚子年戊子月于广州